パブリックヘルスの
今日・明日

編集
京都大学 大学院医学研究科 社会健康医学系専攻
Kyoto University School of Public Health

インターメディカ

はじめに——パブリックヘルスと「自由の風」

中山健夫 京都大学 大学院医学研究科 社会健康医学系専攻
健康情報学分野 教授／前専攻長

　京都大学大学院医学研究科社会健康医学系専攻 Kyoto University School of Public Health（KUSPH）は、2000年にわが国で初めて開設された公衆衛生大学院です。

　2000年の発足以来、本専攻は「医学と社会をつなぐ知の拠点」として、活発な教育・研究・提言・実践を続け、さまざまな領域の最前線で活躍する人材を育成してきました。公衆衛生－パブリックヘルスの高度専門職業人の証明ともいえる Master of Public Health（MPH）を500名以上輩出し、近年、国内の有力大学を中心に設立が続く MPH プログラム大学院の嚆矢、そしてモデルとして、常に注視を受ける主導的な役割を担い続けています。

　米国の伝統ある公衆衛生大学院の一つ、The Yale School of Public Health の礎を築いた Charles-Edward Amory Winslow が1920年に"Public Health"を「共同社会の組織的な努力と、情報に基づく選択によって、疾病を予防し、寿命の延長、健康増進を図るサイエンスであり、アートである」と定義して、ちょうど1世紀、そして全世界がそのさまざまなシステムや価値観を厳しく問い直されている COVID-19 パンデミックのこの年に、私たちの専攻が20周年を迎えたことは一つの巡り合わせでもあるでしょう。

　"Public Health"の概念は、第二次世界大戦後、米国から日本にも導入され、1946年に公布された日本国憲法の第25条には、社会権の一つである生存権と国の社会的使命として、「すべて国民は、健康で文化的な最低限度の生活を営む権利を有する。国は、すべての生活部面について、社会福祉、社会保障及び公衆衛生の向上及び増進に努めなければならない。」と規定されました。また、1948年に公布された医師法の第1条にも「医師は、医療及び保健指導を掌ることによつて公衆衛生の向上及び増進に寄与し、もつて国民の健康な生活を確保するものとする。」と規定され、

医師の目指すべきところとして「公衆衛生」の向上・推進が明示されています。

　わが国全体が深刻な困窮・不衛生に見舞われていた戦後直後、平均寿命が男性50.06歳、女性53.96歳（1947年）という状況から、1985年には男性が74.78歳、女性が80.48歳となり、令和の時代となった2019年にはそれぞれ81.41歳、87.45歳とこれまでの最高を更新し、世界的にも女性は香港に次ぐ2位、男性は香港、スイスに次ぐ3位となっています。

　一方で、急速な人口の高齢化・少子化、社会格差の拡大は先進国を中心にグローバルに進行しつつある現象であり、その先頭を走っているのが日本です。わが国では、1960年代の高度経済成長から1990年前後のバブル経済と呼ばれた時期までと、その後の30年余りの間では環境が激変し、社会のさまざまな価値観も転換しつつあります。技術革新による高度医療の実現は今日も産官学の大きな目標であり、人々の願いであることは変わりありません。それに加えて、限られた資源のもとでの医療・介護の充実、生命・寿命の長さと質への問いかけ、個別性・多様性の尊重と社会のつながりの再構築など、ときに相反する方向を同時に追求し、それらの調和と公平を実現させていくという大きな課題を直視するときが来ています。

　急加速する現実社会の変化に対し、新たに出現する課題を迅速に見出すためには、固定化した視点や枠組みからの「自由」が必要です。「自由」を創立以来の学風とする京都大学の一大学院として、本専攻は、伝統の基盤の上に立ちつつ、常に新しいパブリックヘルスの課題を見出し、その取り組みを通して、パブリックヘルスの概念を広げ、新たな可能性と価値を社会に提示することに取り組んできました。本専攻の「自由」は、

人々や社会、そして私たち自身を包む環境へのさまざまな脅威に対峙する困難への挑戦です。

　本書は、発足から現在まで20年を一つの節目として私たちの歩みと、たどり着いた地点をご紹介したいと願い、多くの専攻関係者が協力して完成に至りました。各章の形式・内容のバリエーションは、本専攻の各分野、各研究者の取り組みの多様性と、それぞれの著者の感じるところを自由に記述していただこうという方針によるものです。

　パブリックヘルスのさまざまな領域でご活躍の方々、これからの活躍を期待されている方々に、本書から「何か」を届けることができれば、本専攻関係者にとって望外の喜びとするものです。

　本専攻の開設から現在に至るまで、さまざまなご支援を賜りました皆様に、この場をお借りして心よりの感謝を申し上げます。

2021年2月吉日

パブリックヘルスの今日・明日

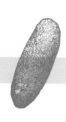

CONTENTS

京都大学 大学院医学研究科 社会健康医学系専攻
執筆者一覧（掲載順）

中山健夫　　健康情報学分野 教授／前専攻長

古川壽亮　　専攻長／健康増進・行動学分野 教授

佐藤俊哉　　医療統計学分野 教授

山本洋介　　医療疫学分野 准教授

川上浩司　　薬剤疫学分野 教授／臨床研究者養成（MCR）コース ディレクター

松田文彦　　疾患ゲノム疫学解析分野 教授

後藤禎人　　特定助教

田中司朗　　臨床統計家育成コース 特定教授

今井 徹　　臨床統計家育成コース 特定助教

今中雄一　　医療経済学分野 教授

小杉眞司　　医療倫理学・遺伝医療学分野 教授

岩隈美穂　　医学コミュニケーション学分野 准教授

早乙女周子　知的財産経営学分野 特定教授

西浦 博　　環境衛生学分野 教授

石見 拓　　予防医療学分野 教授

近藤尚己　　社会疫学分野 教授

山崎 渉　　環境生態学分野（東南アジア地域研究研究所）教授

坂本龍太　　人間生態学分野（フィールド医学）准教授

Chapter I

京都大学
社会健康医学系専攻の
あゆみ

古川壽亮 専攻長／健康増進・行動学分野 教授

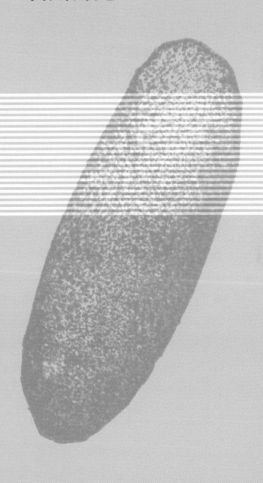

発足の歴史

　京都大学大学院医学研究科社会健康医学系専攻（Kyoto University School of Public Health: KUSPH）は、2000年4月に日本で最初の公衆衛生大学院として発足した。

　1990年代後半、文部省中央教育審議会で米国のプロフェッショナルスクールに範をとった専門大学院の議論がされるなかで、法科や経営にならんで公衆衛生もその一例として取り上げられていた。1998年10月、文部省大学審議会がとりまとめた「21世紀の大学像と今後の改革方策について」において、高度専門職業人養成に特化した実践的教育を行う新しい大学院の設置の促進が謳われ、1999年4月、文部省21世紀医学・医療懇談会第4次報告「21世紀の命と健康を守る医療人の育成を目指して」においては、具体的に公衆衛生分野の大学院修士課程の設置の答申が出された。

　そのようななか1999年1月に、文部省医学教育課長の木谷雅人氏（現：国大協サービス代表取締役）と京都大学総合診療部教授の福井次矢氏（現：聖路加国際病院院長）が、米国のSchool of Public Health（SPH）の視察のためHarvard大学、Johns Hopkins大学、NBME（国立医療試験審議会）、AHCPR（現AHRQ、医療研究・品質調査機構）を訪問した。

　京都大学医学研究科に日本で最初の公衆衛生大学院の設置が決まった後、米国Council on Education for Public Health（CEPH）の認証基準をひな形として、生物統計学、疫学、環境医学、医療サービス管理、社会・行動科学のコア5部門をカバーする構想が固まった。当初は20部門という構想であったが、当時の医学研究科長の本庶佑氏（現：京都大学がん免疫総合研究センターセンター長）にもSPHの重要性をご支持いただき、最終的には11名（うち7名は純増）のファカルティーで、専門大学院修士課程と博士後期課程が認可された。福井氏の談によると、従来の日本の公衆衛生学講座とは異なり臨床医が勉強したいと思えるような場にしたい、いずれはCEPHの認証が取れるようにしたいと考えておられた由である。

　専攻の名称については、医学研究科内の将来計画検討委員会で議論され、既存の「公衆衛生学」とは異なることを示すため、「社会健康医療科学」などの名称もあがっていたが、最終的に「社会健康医学」の提案に、本庶氏がこれで行こうと決められた。

最初の10年──期待と不安の船出から、根を広げるまで

　発足当初、各分野もスタッフが一人いるかどうかの状況で、また最初の2年間は大学院生も少なく、専門大学院としての教育はしなくてはならないし、また研究活動の成果も求められるという大変な状況のなかでの出立であった。日本で最初の公衆衛生大学院なのでどんな学生が来てくれるのか、また卒業後の就職先はどうなるのか、不安のなかでの船出であった。

　しかし、期待は大きかった。2000年度に本庶氏から医学研究科長を交代した中西重忠氏（現：サントリー生命科学財団）からは、以下のような言葉をいただいている。

　　「21世紀を迎え、国民の健康と医療に対する価値観の多様化、一方では高齢化社会が急速に進むなかでの医療と保健・福祉対策の有効性と効率性の問題、また国際化するなかでの新興・再興感染症の顕在化、さらにはヒトゲノムの解明を含む生命科学の革新的な発展と高度先端医療の進展による医療倫理の問題と、「社会における人間の健康と医療」の問題は新たな視点から捉え直す時期を迎えています。しかもこれらの問題は証拠に基づく医学・医療（evidence-based medicine）として科学的な思考と方法論に基づいて追求されなければなりません。このためには医学、数理科学、社会科学、管理学、倫理学、法学、国際環境学などの方法論を駆使した研究、教育がなされなければなりません。京都大学大学院医学研究科は、社会健康医学分野の重要性と発展性を考え、本分野の高度な専門性をもった人材を育成するために、わが国初の専門大学院として2000年4月に「社会健康医学系専攻」を開設するに至りました。（中略）このように多様なニーズを反映した社会健康医学系専攻は、必ずや現代の公衆衛生・健康科学領域に対処しうる新しい学問分野を創出し、また新しい時代を担う人材の育成に貢献するものとして、医学研究科長として大きな期待を抱いているところであります。」

　2000年代は、若いKUSPHが新しい分野を開拓し、しっかりと根を広げた時期であった。

　まず、2003年、専門職大学院制度が確定するに伴い、KUSPHも「専門大学院」から「専門職大学院」に改組された。専門職大学院とは、「大学院のうち、学術の理論及び応用を教授研究し、高度の専門性が求められる職業を担うための深い学識及び卓越した能力を培うことを目的とするもの」（学校教育法第99条第2項）と規定され、修士課程は「専門職学位課程」Professional degreeとされ、卒業生は「社会健康医学修士（専門職）」を

授与されることとなった。

　2003年に科学技術振興調整費「知的財産経営学コース」、2005年に「臨床研究者養成（MCR）コース」、2006年に科学技術振興調整費「遺伝カウンセラー・コーディネータユニット」が開始され、コア5領域をベースとしつつも医学と社会の新しいニーズに応える、KUSPHらしい陣容が揃ってきた。着実な成果が評価され、2008年にMCRコースは「臨床情報疫学」に分野化され、2010年に遺伝カウンセラー・コーディネータユニットは「遺伝医療学」と「臨床研究管理学」に分野化され、2008年に医学コミュニケーション学分野も加わった。

　そして2010年には、井村裕夫 京都大学元総長、福井次矢 聖路加国際病院院長、平山佳伸 厚生労働省大臣官房審議官ほかをお迎えして創立10周年記念シンポジウムを開くことができた。

次の10年——国際化の流れ、新たな専門人材育成コースの設置

　2000年のKUSPHを嚆矢として、2001年に九州大学に、2007年には東京大学に専門職学位課程としての公衆衛生大学院が開設されたが、まだ「公衆衛生大学院」なるものが必ずしも一般認知されていなかったことは否めない。しかし、2010年代に入り、2011年に帝京大学に、2017年に聖路加国際大学に専門職学位課程が開設されたほか、従来の医学系大学院などで公衆衛生学に力点を置いた教育を行い、公衆衛生学に関する修士号をMPH（Master of Public Health）として授与する大学院が陸続として現れてきた。その数は、2010年代のうちに13校に達した。これは、公衆衛生学あるいは社会医学への社会のニーズの高まりを反映するものであると考えられる。

　この間のKUSPHの大きな足跡は、国際化の流れであろう。2009年ベルリンのシャリテ病院で、第1回のWorld Health Summitがドイツ首相およびフランス大統領の後援のもと開催された。その後World Health Summitは、EU大統領およびWHO事務局長の後援も得て、毎年ベルリンで開催されている。World Health Summitの母体となるアカデミア機関がM8 Allianceで、KUSPHは日本からM8 Allianceに参加している唯一の大学である。M8 Allianceのメンバーは交代で地域大会を催すことになっており、京都大学は2015年に福原俊一教授（現名誉教授）が大会長となり「Resilience（折れない力）を医療に—医学アカデミアの社会的責任」の基調テーマのもと、世界各国から600人の参加者を得て、①超高齢社会への挑戦、②自然災害への対応と準備、③次世代リーダーシップの育成に分かれて議論を深めた。

　専門職学位課程では、ダブル・ディグリー・プログラム（後述）が2014

年からチュラロンコン大学（タイ）、マラヤ大学（マレーシア）、2017年から国立台湾大学（台湾）、そして2019年からはマヒドン大学（タイ）との間で交わされるようになった。そもそもは、京都大学では、2012（平成24）年度から日本学術振興会（文部科学省）による「大学の世界展開力強化事業（Inter-university exchange project）」において「人間の安全保障」開発を目指した日アセアン（ASEAN）双方向人材育成プログラムが採択されたことを受け、4つの研究科（農学研究科、エネルギー科学研究科、アジア・アフリカ地域研究研究科、医学研究科（社会健康医学系専攻））および2つの研究所（エネルギー理工学研究所、東南アジア研究所）がアセアンの大学の学生との交流、単位互換、教師派遣などを行い、京都アセアン大学コンソーシアムの形成に貢献するところから始まった。

　このプログラムの枠組みのなかで、KUSPHは2013年度にマレーシアのマラヤ大学医学部社会予防医学科と協定を締結し、双方の修士課程から2つの学位が授与されるダブル・ディグリー・プログラム（DDP）が開始された。これを筆頭に、タイのチュラロンコン大学公衆衛生大学院とは2014年度、台湾の国立台湾大学公衆衛生大学院とは2015年度に、それぞれ同様の

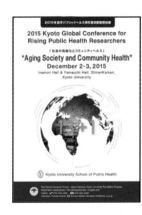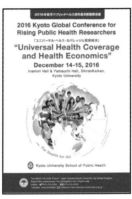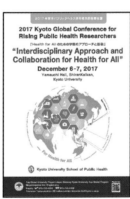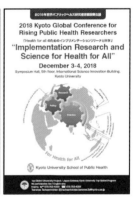

図1　Kyoto Global Conference for Rising Public Health Researchersのポスター

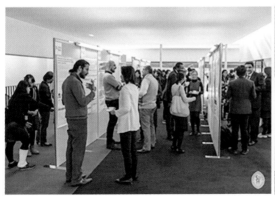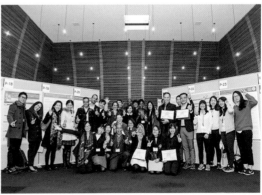

協定を締結した。2018年度には、タイのマヒドン大学公衆衛生学部との連携を締結し、2020年現在、アジアの4つの大学とDDPを継続している。2015年度からは、京都大学が全学的に取り組んでいるスーパーグローバル大学創成支援「京都大学ジャパンゲートウェイ」の一環として、DDPを推進している。これまでに、KUSPHのDDP制度により2つの大学から学位を取得した学生は、京都大学からの派遣については2名、連携大学からの受入学生は13名となっている。

　加えて、2015年度から2018年度までの4年間、「若手パブリックヘルス研究者京都国際会議（Kyoto Global Conference for Rising Public Health Researchers）」を毎年12月に開催した（**図1**）。この会議は、グローバルヘルス分野での国際的な研究者および学生の交流の促進を目的に実施され、KUSPHの教員および招聘された欧州およびアジアの公衆衛生大学院大学、および国際機関（ロンドン衛生熱帯医学院、国立台湾大学、WHO神戸センター、チュラロンコン大学、マヒドン大学、マラヤ大学、国立シンガポール大学、チェンマイ大学）の若手研究者による口頭発表および参加大学の学生によるポスター発表を行うものであった。本会議は、上記のスーパーグローバル大学創成支援「京都大学ジャパンゲートウェイ」事業の支援を受け実施されたものである。

　2015〜2018年度の会議テーマは、

　　2018年度：「Health for All のためのインプリメンテーションリサーチと科学」

　　2017年度：「Health for All のための学際的アプローチと協働」

　　2016年度：「ユニバーサル・ヘルス・カバレッジと医療経済」

　　2015年度：「社会の高齢化とコミュニティヘルス」

であり、海外から百名以上が参加する規模の国際会議として実施された。2015年度の開始当初は、京都大学と関わりの深い海外の大学を個別に招待する方式で実施されたが、会議の知名度も向上し、2017年度からは、京都大学大学院医学研究科社会健康医学系専攻が主催する、グローバルヘルスの分野での若手研究者の登竜門の国際会議という位置づけに変わり、事前の抄録の公募による学会形式として開催し、海外の大学から多数の応募があった。

　こうしてKUSPHへの海外からの留学生数は、2010年代を通じて順調に続伸している（**図2・表1**）。

　2010年代のKUSPHの特記すべき発展として、4つめの専門人材育成コースの設置が挙げられる。社会のニーズの高まりの1つとして、高度な専門職の人材育成がある。KUSPHでは2000年代に知的財産経営学コース、臨床研究者養成コース、遺伝カウンセラー養成コース、という高度な専門性に特

化した人材育成のコースを立ち上げてきたが、2016年度からは日本医療研究開発機構（AMED）生物統計家育成支援事業による「臨床統計家育成コース」を設置した。基礎研究に比べ日本の臨床研究が世界から遅れていること、さらには臨床試験不正事件の原因の1つとして臨床統計家の不足が懸念されている。臨床統計家育成コースでは、アカデミアの臨床研究センターにて臨床試験の統計業務を実践する統計家を育成することを目的とした人材育成を行っている。

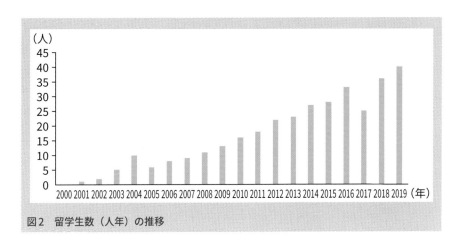

図2　留学生数（人年）の推移

表1　留学生の内訳

地域	国名	人年	地域	国名	人年
東アジア	中国	71	アフリカ	エチオピア	2
	台湾	33		ウガンダ	2
	韓国	20		スーダン	7
	モンゴル	4		ケニア	10
東南アジア ・南アジア	ベトナム	1		リビア	1
	タイ	30		ザンビア	3
	インドネシア	6		コンゴ民主共和国	12
	マレーシア	9		スワジランド	7
	ミャンマー	3	欧州	イギリス	2
	スリランカ	5		ドイツ	1
	インド	2		フランス	3
	バングラデシュ	5		ルーマニア	2
	ネパール	4		ブルガリア	6
	シンガポール	5		ギリシャ	1
アラブ諸国	イラン	11		スウェーデン	1
	シリア	4		イタリア	3
	アフガニスタン	8	北米	アメリカ	5
	トルコ	1		カナダ	7
	オマーン	1	南米	ペルー	8
	イエメン	8			
	レバノン	2			
	エジプト	2			

	2000	2001	2002	2003	2004	2005	2006	2007	2008
専攻長	福井次矢	⇒	⇒	⇒	白川太郎	小杉眞司	⇒	⇒	⇒
医療統計学	佐藤俊哉	⇒	⇒	⇒	⇒	⇒	⇒	⇒	⇒
医療疫学	福原俊一	⇒	⇒	⇒a	⇒	⇒	⇒b	⇒	⇒
薬剤疫学	福島雅典			⇒	⇒	(松井茂之)	川上浩司	⇒	⇒
ゲノム情報疫学（協力分野）				松田文彦	⇒	⇒	⇒b	⇒	⇒
臨床情報疫学					⇒	福原俊一	⇒	⇒	⇒c
医療経済学	今中雄一	⇒	⇒	⇒	⇒	⇒	⇒	⇒	⇒
医療倫理学・遺伝医療学	赤林朗	⇒	⇒	⇒	小杉眞司				
健康情報学	福井次矢	⇒	⇒	⇒	⇒	⇒	中山健夫	⇒	⇒
医学コミュニケーション学									
知的財産経営学				寺西豊	⇒	⇒	⇒	⇒	⇒e
環境衛生学	小泉昭夫	⇒	⇒	⇒	⇒	⇒	⇒	⇒	⇒
健康増進・行動学	白川太郎	⇒	⇒	⇒	⇒	⇒	⇒	⇒	⇒
社会疫学	木原正博	⇒	⇒	⇒f	⇒	⇒	⇒	⇒	⇒
予防医療学（協力分野）					川村孝	⇒	⇒	⇒	⇒
健康政策・国際保健学	中原俊隆	⇒	⇒	⇒g	⇒	⇒	⇒	⇒	⇒
環境生態学（協力分野）	西渕光昭	⇒	⇒	⇒	⇒	⇒	⇒	⇒	⇒
人間生態学（協力分野）	松林公蔵	⇒	⇒	⇒	⇒	⇒	⇒	⇒	⇒

表2　歴代専攻長および分野担当者

　本項の最後に、この20年間のKUSPH各分野の担当者の変遷をまとめた（**表2**）。

教育の理念——保健・医療・福祉分野の多様な専門職の養成

　専門職学位課程のカリキュラムポリシーは以下の通りである。

　　専門職学位課程は、「社会における人間」の健康に関わる問題を探知・評価・分析・解決するために必要な知識、技術、態度を備えた、保健・医療・福祉分野における専門職につく多様な人材を養成することを目的として、基礎、応用、実践からなる系統的な教育を行う。具体的には、「基礎教育」では、社会健康医学分野のあらゆる専門家に必要な、コア領域（疫学、医療統計学、環境科学、行政・管理、社会科学）の教育を行い、非医療系出身者には、加えて、医学の基本知識を養うために、基礎医学、臨床医学の概論的教育を行う。これらの基礎教育以外に、さらに「応用教育」として、先端医科学から人文社会科学にわたる多様な選択科目を

2009	2010	2011	2012	2013	2014	2015	2016	2017	2018	2019	2020
⇒	木原正博	⇒	⇒	⇒	福原俊一	⇒	⇒	中山健夫	⇒	⇒	古川壽亮
⇒	⇒	⇒	⇒	⇒	⇒	⇒	⇒	⇒	⇒	⇒	（山本洋介）
⇒	⇒	⇒	⇒	⇒	⇒	⇒	⇒	⇒	⇒	⇒	
⇒	⇒	⇒	⇒	⇒	⇒	⇒	⇒	⇒	⇒	⇒	
⇒	⇒	⇒	⇒	⇒	⇒	⇒	⇒	⇒	⇒	⇒	川上浩司
⇒	⇒d	⇒	⇒	⇒	⇒	⇒	⇒	⇒	⇒	⇒	
（岩隈美穂）	⇒	⇒	⇒	⇒	⇒	⇒	⇒	⇒	⇒	⇒	
⇒	山本博一	⇒	⇒	渡邊裕二	⇒	⇒	⇒	早乙女周子	⇒	⇒	
⇒	⇒	⇒	⇒	⇒	⇒	⇒	⇒	⇒	（原田浩二）	⇒	西浦博
	古川壽亮	⇒	⇒	⇒	⇒	⇒	⇒	⇒	⇒	⇒	
⇒	⇒	⇒	⇒	⇒	⇒	⇒	⇒	⇒	⇒	⇒	近藤尚己
⇒	⇒	⇒	⇒	⇒	（里村一成）	⇒	⇒	⇒	⇒	⇒	
⇒	⇒	⇒	⇒	⇒	⇒	⇒	⇒	⇒	⇒	山崎渉	
⇒	⇒	⇒	⇒	⇒	⇒	⇒	（坂本龍太）	⇒	⇒	⇒	⇒

（　　）は准教授。2014 年以降の専攻長は医学研究科副研究科長を兼任。
a：理論疫学から名称変更。
b：ゲノム疫学から名称変更し、2014 年には「ゲノム医学センター」へ移り協力講座となった。
c：「臨床研究者養成コース」（2005 年発足）が分野化。
d：「遺伝カウンセラー・コーディネータユニット」（2006 年発足）が遺伝医療学に分野化。
e：「知的財産経営学コース」（2003 年発足）から分野化。
f：国際保健学から変更。
g：健康政策管理学から変更。

　　用意し、応用性、学際性の高い教育を提供することにより、高い素養を備えた専門家を養成する。「実践教育」では、課題研究を全員に課し、研究の企画・倫理審査・実施・発表を経験する中で、知識を統合的に理解させるとともに、専門家に必要な企画力、プレゼンテーション能力、倫理性を涵養する。

　われわれは、社会健康医学の基盤を形成する「コア領域」である疫学、統計学、行動医学、健康政策マネジメント、環境衛生学をはじめ、きわめて多彩な教育プログラムを提供している。また、大学院生への個人指導（メンタリング）を通じて、専門性の習得やキャリア形成を支援している。
　一方で、社会健康医学分野において、特に専門性の高い分野の専門家を養成するために、1 年制 MPH コース、臨床研究者養成コース（臨床情報疫学

分野）、遺伝カウンセラーコース（遺伝医療学分野）、MPH-DrPHコースを開設し、多様なニーズに対応し、さらに専門性を深めることができるよう配慮している。

　この20年間におけるKUSPHのカリキュラムの発展を展望しよう。2004年に知的財産経営学コース、2005年にMCRコース、2006年に遺伝カウンセラー臨床コーディネーターコース、さらに2018年に医療統計学コースが開設されるごとに、授業数は階段状に増加し、2020年度は総計95科目、開設時の約3倍にならんとしている（**図3**）。

　2020年度のカリキュラムは**表3**に示す通り、朝8時45分から夜19時45分まで、月曜日から金曜日まで、いかに充実しているかをご覧いただけよう。規定の時間内では不足であるため、レベルの異なる講義は同じ時間帯に同時並行している枠も多数存在する。

　KUSPHの専門職学位課程の白眉は、課題研究発表である。なぜなら、課題研究発表は、当専攻の100近い授業や実習のなかで学んだ知識や技術を、実際の研究や事業において活用し、指導教員の指導のもとに成果としてまとめあげるという経験を通じて、学びをさらに深化させる最終ステージといえるからである。例年2月の第一火曜日と水曜日の2日間、KUSPHの全教員、全大学院生が出席して課題研究発表会が行われ、真剣で深い意味をもつ質疑が熱心に交わされる。

　このようにして最終的に到達すべき専門職学位課程のディプローマポリシーは、以下の通りである。

「社会における人間」の健康や疾病に関わる問題を探知・評価・分析・解決する知識、技術、態度を有する高い素養を身につける。
先端的課題の解決に取り組む総合的な能力および高い責任感、倫理性を備え、次の点に到達していることを目安とする。
1. 社会健康医学に関わる実務・政策・調査・教育において、専門的かつ指導的役割を果たすことができる。
2. 人々の健康に関わる経済・環境・行動・社会的要因について知識を深め、新しい知識と技術を生み出すことができる。
3. 生み出した新しい知識と技術を健康・医療に関わる社会の実践、方策と政策に還元できる。
4. 社会健康医学に関わる優れた教養や各専門の知識と技術をもって、個人・組織・地域・国・世界レベルで貢献できる。

　グラフに、2016〜2020年度（5年間）のKUSPHの学生たちの特徴をまとめた（**図4**）。

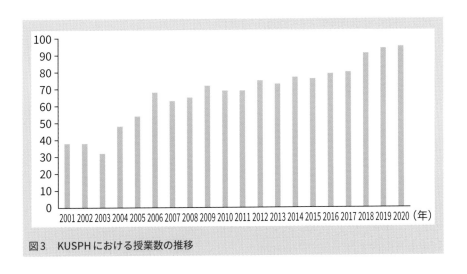

図3　KUSPHにおける授業数の推移

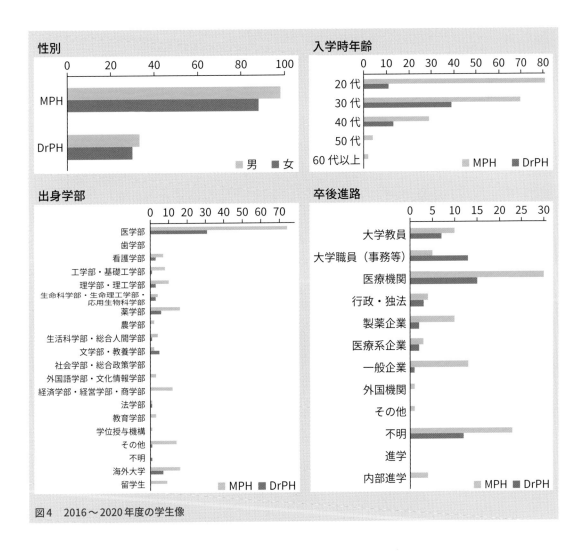

図4　2016〜2020年度の学生像

◇社会健康医学系専攻　2020年度　前期時間割（4～9月）：全教科

時限	月			火		水		
1限 8:45～10:15	【MPH選択】エビデンスユーザ入門（通年・開講日注意）古川〔B〕	【MCR限定 推奨選択】系統的レビュー（通年・開講日注意）渡辺〔B〕		【コア選択必修】【MCR推奨選択】行動科学（前期前半）渡辺〔A〕		【MPH選択】質的研究入門（前期後半）中山〔A〕		
2限 10:30～12:00				【コア必修】医療統計学 佐藤（俊）〔A〕		【コア選択必修】Healthcare Systems and Policies around the World（前期前半）今中〔C/D〕	【コア選択必修】医療制度・政策（前期後半）今中〔C/D〕	
3限 13:00～14:30	【MPH選択必修（医療系以外）】【知財選択必修】医学基礎I（生理学I）（前期前半）教務委員会〔人間健康第9〕	【MPH選択】【MCR推奨選択】【GC推奨選択】社会疫学I 古川〔先端〕不開講	【CB限定】臨床統計家の実務スキル 土居〔演習〕	【MPH選択】【MCR必修】医療統計学実習 佐藤（俊）〔演習〕		【MPH選択必修（医療系以外）】【知財選択必修】医学基礎I（解剖学）（前期前半）教務委員会〔人間健康第9〕	【コア選択必修】保健・医療の経済評価（MCR受講不可）（前期前半）今中〔C/D〕	【MPH選択】行動経済学と健康医療介護（前期前半）今中〔C/D〕
4限 14:45～16:15		【MPH選択】【GC必修】文献検索法（前期前半）高橋〔A〕	【MPH選択】【MCR必修】【GC必修】文献評価法（前期後半）中山〔A〕				【MPH選択】医療技術の経済評価（前期後半）今中〔C/D〕	【MPH選択】【MCR推奨選択】医療の質評価（前期後半）今中〔C/D〕
5限 16:30～18:00	【MCR限定必修】臨床研究計画法I〔B〕川上			【コア選択必修】医学コミュニケーション基礎（前期前半）岩隈〔演習〕	【MPH選択】医療社会学・基礎（前期後半）岩隈〔演習〕	【MPH選択】【MCR必修】臨床試験 田中（司）〔先端〕		
6限 18:15～19:45	【MCR限定選択】データ解析法特論（前期後半）山本（洋）〔演習〕	【知財必修】【MPH選択】アントレプレナーシップ 寺西〔B〕		【知財選択】【MPH選択】知的財産経営学基礎 早乙女〔B〕		【知財必修】【MPH選択】特許法特論・演習（前期）藤井		

◇社会健康医学系専攻　2020年度　後期時間割（10～3月）：全教科

時限	月		火		水	
1限 8:45～10:15	【MPH選択】エビデンスユーザ入門（通年・開講日注意）古川〔B〕	【MCR限定 推奨選択】系統的レビュー（通年・開講日注意）渡辺〔B〕				
2限 10:30～12:00			【MPH選択】【MCR推奨選択】交絡調整の方法 土居〔A〕		【コア選択必修】【MCR推奨選択】【GC必修】医療政策・行政（後期前半）川上〔A〕	【MPH選択】【MCR推奨選択】【知財選択必修】医薬品の開発と評価（後期後半）川上〔A〕
3限 13:00～14:30	【MPH選択】【MCR推奨選択】【GC推奨選択】社会疫学II 古川〔演習〕開講保留		【MPH選択】解析計画実習 土居〔演習〕	【MPH選択】【MCR推奨選択】医薬品・医療機器開発計画・薬事と審査 川上〔演習〕	グローバルヘルス通論 中山〔先端〕	
4限 14:45～16:15	【MPH選択】人間生態学 坂本〔東南アジア研究所、東棟E-202〕	【MCR限定選択】臨床研究計画法演習II 山本（洋）〔B〕			【MPH必修（医療系以外）】【知財選択必修】臨床医学概論＊（注）渡邉（決）・千葉〔先端〕	【政策のための科学限定必修】医療政策のELSI 川上
5限 16:30～18:00	【MCR限定必修】臨床研究計画法II 川上〔B〕		【MPH選択】医学コミュニケーション演習 岩隈〔B〕		【MPH選択】臨床試験の統計的方法（後期前半）田中（司）〔B〕	【GC限定必修】臨床遺伝学演習（1年次・開講日注意）小杉〔演習〕
6限 18:15～19:45	【MCR限定選択】臨床研究特論 石見〔B〕	【知財必修】知的財産法演習 當麻〔MIC〕	【知財必修】【MPH選択】契約実務演習 阿部〔MIC〕	【知財必修】【MPH選択】特許法特論・演習（後期）田中（順）〔MIC〕		

表3　2020年度KUSPHカリキュラム

木・金 時間割（上段）

木			金		
	【GC限定必修】遺伝カウンセラーコミュニケーション概論（開講日注意、後期に続く）小杉〔演習〕	【政策のための科学限定選択】現代社会と科学技術 A 川上	【コア必修】疫学Ⅱ（開講日注意）福原〔A〕		
【GC必修】【MPH選択】遺伝医療と倫理・社会 小杉〔演習〕		【コア選択必修】産業・環境衛生学（前期前半）原田〔先端〕			【MPH選択】多重性の考え方（前期前半）土居〔演習〕
【GC必修】【MPH選択】基礎人類遺伝学 小杉〔演習〕	【政策のための科学限定選択】政策のための研究方法論 川上	【コア選択必修】社会健康医学と健康政策 健康政策の運営委員会〔A〕	【コア必修】疫学Ⅰ（開講日注意）中山〔A〕	【MPH選択】ヘルスサイエンス研究の進め方（開講日注意）中山〔A〕	
【MPH選択】毒性学入門 原田〔先端〕		【MCR限定必修】臨床研究計画法演習Ⅰ〔B〕山本（洋）	【MPH選択】統計的推測の基礎 佐藤（俊）〔演習〕	【MPH選択】フィールドワーク（開講日注意）田原〔A〕	【MPH選択】統計家の行動基準（開講日注意）佐藤〔演習〕
	【GC必修】【MPH選択】臨床遺伝学・遺伝カウンセリング 小杉〔演習〕	【コア選択必修】【MCR推奨選択】【GC必修】基礎医療倫理学（前期前半）小杉〔A〕	【CB限定】統計的推測の基礎・演習（前期後半）佐藤（俊）〔演習〕	【GC限定必修】遺伝カウンセリング演習1・2（通年・開講日注意）小杉〔A〕	【MPH選択】観察研究の統計的方法（開講日注意）佐藤〔演習室〕
		【知財必修】【MPH選択】メディカル分野技術経営学概論 山本（博）〔B〕	【CB限定】統計的推測の基礎・演習（前期前半）佐藤（俊）〔演習〕	【GC必修】臨床遺伝学・遺伝カウンセリングおよび遺伝医療と倫理・社会の一部の講義（開講日注意）小杉〔演習〕	

木・金 時間割（下段）

木			金		
【GC限定必修】遺伝カウンセラーコミュニケーション概論（開講日注意）小杉〔演習〕	【MPH選択】毒性学 原田〔先端〕	【MPH選択必修（医療系以外）】【知財選択必修】医学基礎Ⅰ（神経生理学Ⅰ）教務委員会〔人間健康第9〕	【MPH選択】環境・感染症論 山崎〔東南アジア地域研究研究所セミナー室（213号室）〕		
	【MPH必修（医療系以外）】【知財選択必修】医学基礎Ⅱ＊（注）上嶋・川田〔A〕		【MPH選択】【MCR推奨選択】健康情報学Ⅰ 中山〔A〕		
【MPH選択】地域保健医療福祉論（後期前半）里村〔先端〕	【MPH選択】国際保健学（後期後半）里村〔先端〕	【MPH選択】【知財選択】【GC必修】ゲノム科学と医療 松田〔B〕 / 【政策のための科学限定必修】現代社会と科学技術B 川上	【MPH選択】統計モデルとその応用 生存時間解析（開講日注意）佐藤〔A〕	【MPH選択】健康情報学Ⅱ（開講日注意）高橋〔演習〕	【MCR限定選択】EBM・診療ガイドライン特論 中山〔演習〕
	【MCR限定選択・CB限定必修】臨床研究データ管理学（後期前半）竹内〔B〕		【GC限定必修】遺伝カウンセリング演習1・2（通年・開講日注意）小杉〔A〕	【GC必修】【MPH選択】臨床倫理学各論（開講日注意）小杉〔演習〕	【MPH選択】ベンチトレーニングコース 原田〔先端〕
	【GC限定必修】基礎人類遺伝学演習（1年次）小杉〔演習〕				

研究とその発信―論文数、論文のインパクトなどについて

　KUSPHの各分野は、広範な社会健康医学研究領域において活発な研究を展開し続けている。

　2000年からの英文原著論文の年次ごと、および累積論文数を図5に示す（2010年以前については、今回調査しきれなかった部分があるため、以下はミニマムの数字といえる）。

　年次ごとの発表論文数は、2000年の43本が、2010年には140本となり、ついに2019年には338本に達している。グラフから明らかなように、累積論文数は指数関数的に伸びており、2019年までには3,000本を突破した。

　20周年記念事業の一環として、2020年1月、Times Higher Educationがアジアおよび世界の主だったSPHと比較したresearch performance benchmarkingを実施した。その結果の概要を紹介する。比較の対象となった大学は、Johns Hopkins Bloomberg School of Public Health、London School of Hygiene and Tropical Medicine（LSHTM）、北京大学、ソウル大学、シンガポール国立大学および東京大学のSPHである。

　Times Higher Educationの集計によると、2014年から2018年の出版論文数は図6の通りである。London SchoolやJohns Hopkinsの1万本超、単年に換算して毎年2,000本以上という論文数に比べると、アジアのトップ大学の論文数はまるでかわいいものであるが、著者数で割ると、京都大学は2.7本とLondon Schoolに比して2番目に位置している。少ないファカルティーでいかに奮戦をしているかが、よくわかる。

　この5年間の伸び率においても、KUSPHは比較7大学中のトップである（表4）。ちなみに、KUSPH内の調査では該当の5年間における論文総数は約1,000本なので、Times Higher Educationによる調査では5割ほどしか捕捉できていないことになるが、この間の事情は各大学で大きな差はないと思われるので（著者のaffiliationsに各SPHがあがっているかで判定）、SPH間の比較はほぼ妥当なものであろう（しかし、これではKUSPHの研究成果を正確に分析できないので、KUSPHについてはaffiliation表記を詳細に調査した再解析をTimes Higher Educationに依頼した。以下では、このデータによって解析を進める。よって、以下のSPH間の比較は絶対数においてはややKUSPHに有利になっているかもしれないが、内容においてはより正確になっていると思われる）。

　京都大学の著者ごと論文数は、数人の生産性の高い研究者に由来している。参照期間において100本以上の論文を出版している生産性の高い研究者は、KUSPH、London SchoolおよびJohns Hopkinsのみにみられ、KUSPHにおいては古川壽亮、中山健夫、福原俊一、田中司朗の4名が

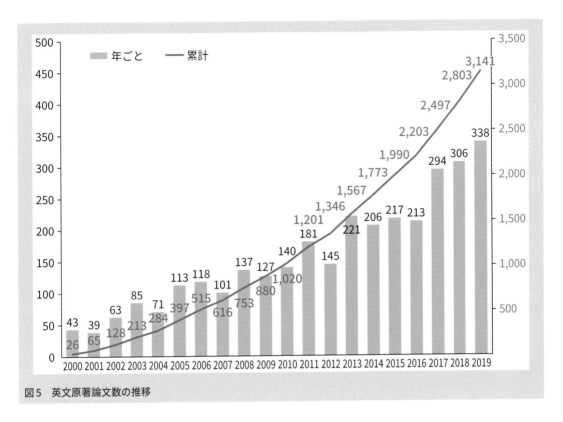

図5 英文原著論文数の推移

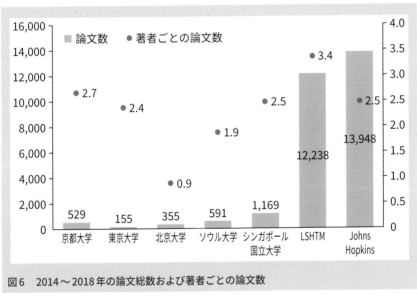

図6 2014～2018年の論文総数および著者ごとの論文数

表4 2014～2018年の論文数の増加率

京都大学	東京大学	北京大学	ソウル大学	シンガポール国立大学	LSHTM	Johns Hopkins
60％	43％	39％	42％	35％	23％	22％

KUSPHの出版論文の40％以上に貢献している。

　パブリックヘルスの学際的な特徴を反映して、各大学の研究成果は非常に広い範囲の主題にまたがっている。これをSCOPUSの領域ごとのヒートマップに示した（**表5**）。分布は全大学にほぼ共通であるが、medicineの領域が多く、一方chemical engineering、decision sciences、economics, econometrics and finance、energy、material sciencesなどで少なくなっていることがわかる。

　これを論文ごとの領域数で数えてみると、意外とKUSPHの論文がカバーする領域数に学際性が小さいことがうかがえる（**図7**）。この「学際性」と論文の影響力（下記参照）との間には相関がないものの、今後KUSPHが目指すべき方向性を論じるときに参照となる数字であろう。

　さて、研究はもちろん量ではなく質が重要である。しかし、論文の質を評価するのは困難である。論文の質の代替指標としてTimes Higher Educationが用いたのは、Field Weighted Citation Impact（FWCI）である。これは、各論文の被引用数が、同様の論文の何倍あるかを示すもので、「同様」の判定には論文の種類（本、雑誌論文、学会抄録）と研究領域を用

	京都大学	東京大学	北京大学	ソウル大学	シンガポール国立大学	LSHTM	Johns Hopkins
Agricultural and Biological Sciences	84	7	19	61	101	965	827
Arts and Humanities	4	1	0	1	4	196	175
Biochemistry, Genetics and Molecular Biology	270	27	52	102	303	1,841	2,146
Business, Management and Accounting	0	1	0	1	3	44	51
Chemical Engineering	3	0	1	5	4	14	39
Chemistry	32	0	8	22	28	98	107
Computer Science	2	2	2	14	17	46	83
Decision Sciences	0	0	1	2	0	39	74
Dentistry	7	0	2	13	3	18	25
Earth and Planetary Sciences	1	0	3	14	0	27	24
Economics, Econometrics and Finance	0	1	0	5	8	63	33
Energy	0	0	0	1	1	7	12
Engineering	4	0	3	9	15	71	93
Environmental Science	24	4	34	137	24	332	445
Health Professions	11	1	5	9	24	99	177
Immunology and Microbiology	37	2	24	17	57	1,721	1,238
Material Sciences	1	0	4	2	1	8	27
Mathematics	12	0	0	12	14	186	167
Medicine	943	139	274	360	879	9,827	11,224
Neuroscience	68	5	13	6	41	258	463
Nursing	55	10	23	60	104	377	849
Pharmacology, Toxicology and Pharmaceutics	55	2	25	31	28	274	520
Physics and Astronomy	15	1	2	5	18	58	69
Psychology	29	5	5	8	17	274	824
Social Sciences	20	10	11	19	34	826	1,092
Veterinary	1	1	4	1	8	241	137
Multidiscipline	32	0	10	15	47	196	220
Total "Publication Instances"	1,710	219	525	932	1,783	18,106	21,141

表5　カバーする学問領域の大学ごとの分布

いる。よってFWCIが1であれば、各SPHの質が世界平均に近く、1以上であれば世界平均よりも質が高いということになる。ただし、一部の共著者数が極端に多い論文は被引用数も多いことが多いので、この数字を、以下では共著者数が500人以上であるような論文を除外したadjusted FWCIで検討すると、図8の通りである。

　これを2014年から2018年までの年次ごとに表示すると、きわめて興味深い（図9）。すなわち、London SchoolやJohns Hopkinsは参照期間とした2014年から2018年の5年間を通じてFWCIがほぼコンスタントに推移しているのに対し、KUSPHあるいはシンガポール大学も北京大学もソウル大

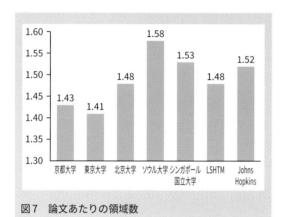

図7　論文あたりの領域数

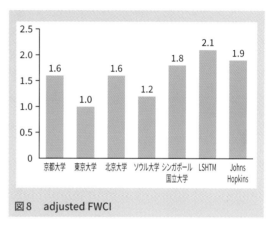

図8　adjusted FWCI

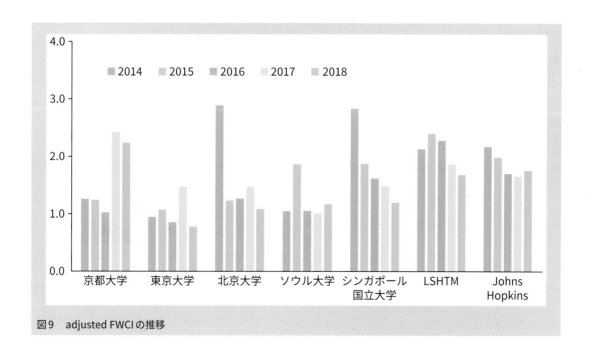

図9　adjusted FWCIの推移

25

学も抜きん出ている年もあれば1.0近くまで落ちる年もあり、これは出版数が少ないなかで影響力が強い論文が出版された年だけ抜きん出るようにみえるだけであることがわかる。KUSPHには、全体の論文数を底上げし、コンスタントに影響力の強い論文を出版し続けることが求められる。

成果の還元と社会的貢献——取得研究費、研究評価について

大学と社会との接点の1つの表れは、研究費である。KUSPH発足以来の取得研究費の推移を示す（**図10**）。

研究費の常としてアップダウンはあるものの（特に、大型研究費は初年度に厚く翌年度から下がってゆくのが常であるため、アップダウンは避けられない）、KUSPHとして獲得研究費は漸次増大し、近年は年間10億円前後となっている。京都大学医学研究科全体の年間獲得競争的研究資金が75億円程度であることを鑑みると、ほぼ教授人数割合通りの獲得金額であると判断される。一方、London Schoolの年間予算が1億8,000万ポンド、約280億円である（ここには、日本でいう大学運営費も含まれるのであろうが）のと比較すると、先に示した図にあるような20倍の研究アウトプットの差もまたむべなるかなと思われる。この彼我の差が、どのようにして埋まりうるの

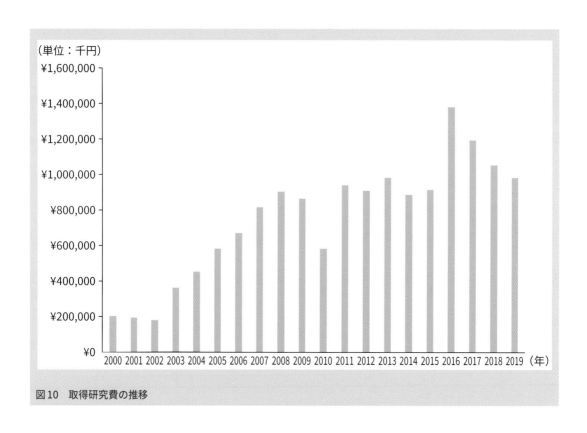

図10　取得研究費の推移

か、私には見当もつかない。

　大学にとって評価は大切である。評価が高くてこそ、世界のトップランキング大学との共同研究が推進され、また世界のトップクラスの研究者および学生を惹きつけることができるからである。

　Times Higher Educationでは、2011年以来、国別および分野別に世界をカバーする形で、世界中の研究者から他機関の評価を収集している。この調査では、
・この分野の研究で世界のトップ研究機関を最大15個まであげてください
・この分野の教育で世界のトップ研究機関を最大15個まであげてください
という質問を、パブリックヘルス分野について2019年に行った結果について図示する（**図11**）。

　パブリックヘルス分野における京都大学の得票数は18で、東京大学の30、ましてやLondon Schoolの37、Johns Hopkinsの82、あるいはHarvardの139に比して、淋しい結果となった。かつ、興味深いことに、London School、Johns Hopkins、Harvardが世界中から広く得票を集めているのに対し、アジアの大学はほぼアジア内からしか評価を得ていない。**図11**中の青ドットは、得票数のうち自国からの得票率であるが、京都大学は56％と最高であった。

　ところが、2019年の得票と2018年のadjusted FWCIをプロットすると（**図12**）、この年、京都大学はadjusted FWCIにおいて8大学中のトップで

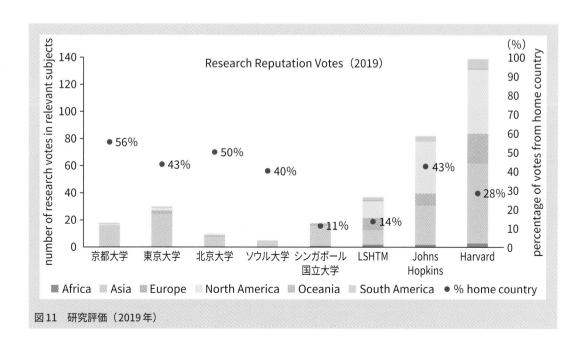

図11　研究評価（2019年）

あるのに、研究評価についてはボトムに近いという結果となった（Harvardについては、論文数の同定が困難で、外れ値となっている）。KUSPHは、その研究成果を広く世界にアピールする必要があるといえよう。

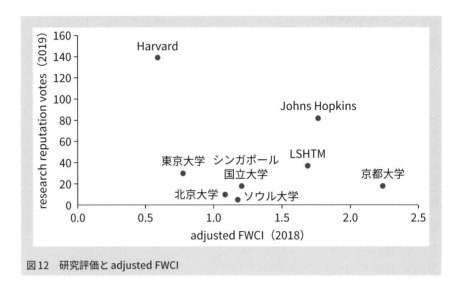

図12　研究評価と adjusted FWCI

文献

1）京都大学大学院医学研究科社会健康医学系専攻10周年記念誌.
2）Research Performance Benchmarking for Kyoto University School of Public Health, Times Higher Education, Jan 22, 2020.

Chapter II

医療と社会を
つなぐために

各分野・コースの取り組み

1 健康解析学講座

「医療統計学はおもしろい」基本的な考え方を正しく理解する

佐藤俊哉　医療統計学分野 教授

MPHコア科目は、CEPHのコア5領域を必修科目に

　公衆衛生学に関する専門職（Master of Public Health: MPH）の教育には、米国Council on Education for Public Health（CEPH）により国際的なコア5領域、
- ・医療統計学 Biostatistics
- ・疫学 Epidemiology
- ・社会科学・行動科学 Social and Behavioral Sciences
- ・健康政策管理学 Health Services Administration
- ・環境科学 Environmental Health Sciences

が定められており、大学基準協会による「公衆衛生系専門職大学院基準」[1]においても、「（上記の）5領域を基本専門領域とし、系統的に科目を配置することが求められる。なお、公衆衛生学が多面的・広範な領域に及ぶことから、国際的に認められる学位（Master of Public Health など：日本語該当学位名称としては公衆衛生学修士（専門職）、社会健康医学修士（専門職）など）の授与にあたっては、その教育課程において上記の基本専門領域をすべて包括することが求められる」としている。

　社会健康医学系専攻では、2000年の設立当初よりCEPHのMPHコア5領域を必修科目としており、2020年現在では13科目を開講している（**表1**）。筆者は、社会健康医学系専攻開設より20年にわたって、必修のコア科目である「医療統計学」の教育を行ってきた。本稿では、社会健康医学系専攻での医療統計学の講義内容について紹介を行う。

表1　社会健康医学系専攻コア科目*

MPH コア領域	開講科目
1. 疫学	疫学Ⅰ 疫学Ⅱ
2. 医療統計学	医療統計学**
3. 環境科学	感染症疫学 産業・環境衛生学
4. 健康政策管理学	医療制度・政策 世界における医療制度・政策 保健医療の経済評価 社会健康医学と健康政策** 医薬政策・行政
5. 社会科学・行動科学	行動科学 基礎医療倫理学 医学コミュニケーション基礎

* コア領域1、2は必修、3〜5は選択必修で、各領域最低1科目の履修と合計10単位以上の取得が修了要件。
**2単位科目（無印の科目は1単位）。

講義の構成——医療統計学・疫学の進歩や時代の要請に応じて新たな講義内容も追加

医療統計学講義の基本的な構成は20年間変えていない。2000年度のシラバスは簡単なものだけであったが、2001年度のシラバスでは、

　医療統計学は社会健康医学の実務・研究に必須ですが、数式はとっつきにくく、一部の数学好き以外には敬遠されています。しかし、本当は医療統計学っておもしろいのです。なんとかして「医療統計学はおもしろい」ということを伝えようと、医療統計学では、数学的、技術的な問題に立ち入ることなく、平易なことばで医療統計学の考え方を解説する試みを行っています。

　予習は必要ありません。ともかく授業にきて、話しを聞き、スライドをみて、一緒に考えてください。講義終了時にスライドのコピーを配りますので、ノートなんかとらなくても結構です。その代わり、必ず復習はしてください。講義中には「わかった気分」になりますが、それが自分のものとなるためには、自分の中で何度も再構成する必要があります。講義の始めに前回の復習をしますので、わからないことはそこでどんどん質問してください。

と概要を紹介した。

日本には統計学、医療統計学の専門家は少なく、大学の統計基礎教育も多

くは統計の専門家ではない教員が担当しており、「こういうデータにはこういう検定を使えばよい」式の講義であることが多い。医療統計学では、単なる手法の使い方ではなく、できるだけ数式は使わずに医療統計の基本的な考え方を講義する、という方針を明確にした。また、シラバスでは述べていないが、検定偏重の教育は行わないことを心がけた。

2000年度の講義内容と2020年度の講義内容を**表2**に示す。1回目の講義では、科学研究になぜコントロールが必要か、を因果推論の考え方から説明し、2回目からは、筆者が医療統計専門家として参加したピロリ菌と胃がんに関するケース・コントロール研究、骨粗鬆症治療薬市販後臨床試験を例に、疫学研究・臨床試験の基本的なデザインについて解説している。教科書に載るような有名な研究については、教養として知っておかなければならないことは間違いないが、受講者にとっては遠い世界の話であり、それよりも教員が直接関わった研究に基づいて話をするほうが、受講生にも身近に感じてもらえるようである。

2000年度の6回目は保健統計の講義であったが、保健統計については別なコア科目である「疫学」のなかで講義することになり、2001年度からは、現在の曝露効果・治療効果の指標とした（比・割合・率の違いについては、引き続き第6回で説明している）。第6回までに実例のなかで使われている

表2　2000年度、2020年度医療統計学の講義タイトルと内容

	2000年度	2020年度
第1回	コントロールの重要性	コントロールの重要性
第2回	ピロリ菌と胃がん	ピロリ菌と胃がん
第3回	疫学研究デザイン概論	疫学研究デザイン概論
第4回	骨粗鬆症治療薬市販後臨床試験	骨粗鬆症治療薬市販後臨床試験
第5回	臨床試験デザイン概論	臨床試験デザイン概論
第6回	比・割合・率、保健統計の基礎	曝露効果、治療効果の指標
第7回	曝露効果、治療効果の指標	統計的仮説検定の考え方
第8回	検定の考え方	検定と信頼区間の関係
第9回	信頼区間、2×2表の解析	ASA声明と「P＜0.05の向こう側」
第10回	研究に必要なサンプルサイズ	研究に必要なサンプルサイズ
第11回	疫学研究の妥当性Ⅰ	疫学研究の妥当性Ⅰ
第12回	疫学研究の妥当性Ⅱ	疫学研究の妥当性Ⅱ
第13回	交絡	新しい疫学研究デザイン
第14回	―	交絡

医療統計用語をそれとなく導入し、受講者の統計学に関する拒否感をほぐした後、検定・信頼区間・サンプルサイズ設計という、統計学でもっともわかりにくい、しかし統計的推測を理解するためには重要な考え方を解説する。次いで、統計解析では調整できない疫学研究のバイアスについて、そして最後に疫学研究でもっとも重要な交絡の本質について詳しく解説して、後期に開講している「交絡調整の方法」の講義につなげている。

　講義の基本的な構成は変えていないものの、そのときどきに応じて講義内容の追加、入れ替えは毎年行っている。大きなものとしては、2015年度からは第13回を「新しい疫学研究デザイン」とし、コントロールを全コホートメンバーからランダムに選択するケース・コホート研究や、自己対照デザインの1つであるケース・クロスオーバー研究などを追加し、解説している。医療統計学では、2000年度から一貫して検定やP値の正しい理解につながる教育に努めてきたが、検定を何回も繰り返すことの問題や、差がないことを検証する考え方に誤解がみられることから、2012年度からは第9回の2×2表の解析に替えて、検定の多重性、同等性・非劣性試験を加えた。しかし、検定やP値の誤解・誤用は、研究の再現性の危機と関連して世界的な問題となっており、米国統計協会（American Statistical Association: ASA）は2012年に「統計的有意性とP値に関する声明」（通称、ASA声明）を公開し、P値の適正な使用と解釈に関する6つの原則を提示した[2]。さらには、2019年に「『統計的に有意』は使用禁止」というスローガンを打ち出したことから[3]、2019年度からは第7回の検定の講義では「5％水準」や「統計的に有意」という用語は使わないこととし、第9回の検定の多重性に替えてASA声明と「『統計的に有意』は使用禁止」についての解説を行うことに変更している。

　また、海外の大学とのダブル・ディグリー・プログラム（期間を短縮して社会健康医学系専攻と海外の提携校で2つの学位を取得するプログラム）実施などの社会健康医学系専攻のグローバル化に伴い、2016年度からは、講義スライドは日本語と英語の対訳バージョンを作成し講義に用いている。第7回と第9回の講義で使用しているスライドの一部を**図1**に示す。

ミニテスト——考え方を重視した出題

　医療統計学の成績評価は、中間でのミニテストと最終レポートで実施している。講義が医療統計の考え方を重視しているため、ミニテスト、レポートも知識を問うものではなく、考え方を重視した出題を心がけている。

　2000年度のミニテストと2019年度のミニテストの問題を**表3**に示す（2020年度の講義はオンラインで実施したため、レポートと変わらなくなってしまうことから、ミニテストは行わなかった）。2000年度ミニテストでは、

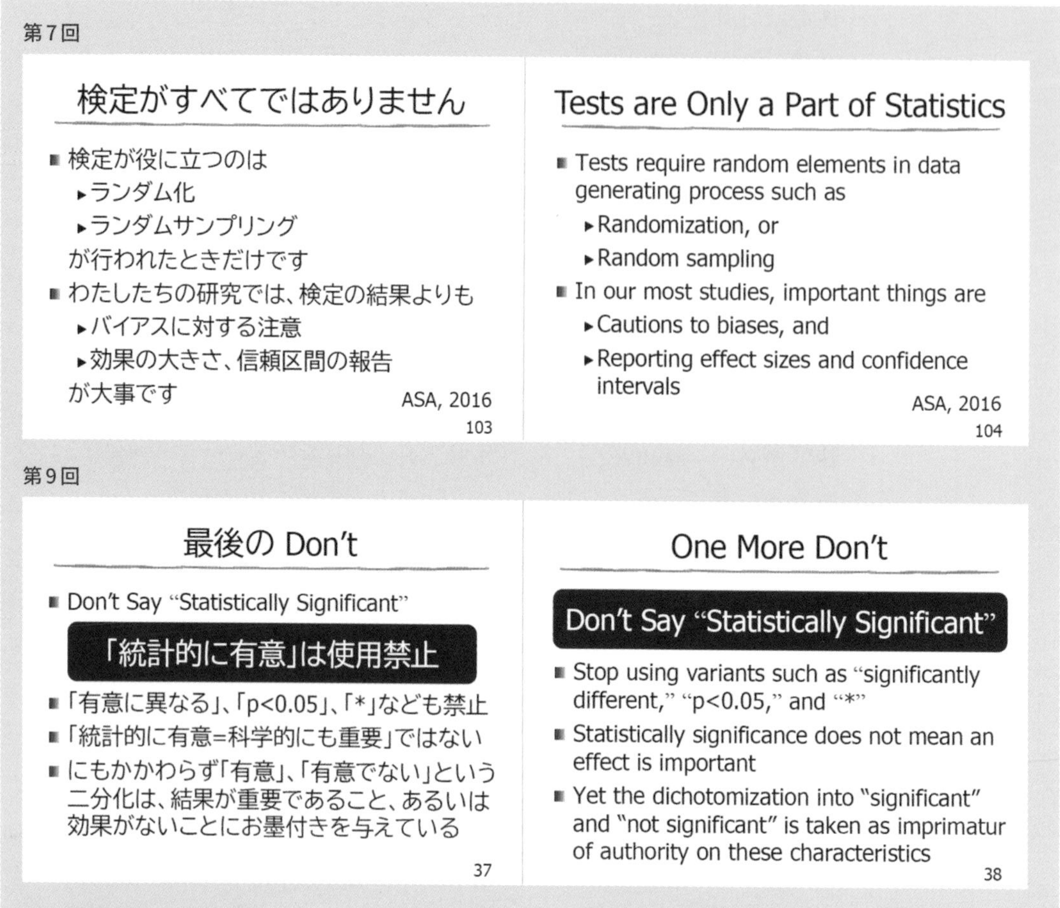

第7回

検定がすべてではありません

- 検定が役に立つのは
  - ランダム化
  - ランダムサンプリング
  が行われたときだけです
- わたしたちの研究では、検定の結果よりも
  - バイアスに対する注意
  - 効果の大きさ、信頼区間の報告
  が大事です

ASA, 2016
103

Tests are Only a Part of Statistics

- Tests require random elements in data generating process such as
  - Randomization, or
  - Random sampling
- In our most studies, important things are
  - Cautions to biases, and
  - Reporting effect sizes and confidence intervals

ASA, 2016
104

最後の Don't

- Don't Say "Statistically Significant"

「統計的に有意」は使用禁止

- 「有意に異なる」、「p<0.05」、「*」なども禁止
- 「統計的に有意=科学的にも重要」ではない
- にもかかわらず「有意」、「有意でない」という二分化は、結果が重要であること、あるいは効果がないことにお墨付きを与えている

37

One More Don't

Don't Say "Statistically Significant"

- Stop using variants such as "significantly different," "p<0.05," and "*"
- Statistically significance does not mean an effect is important
- Yet the dichotomization into "significant" and "not significant" is taken as imprimatur of authority on these characteristics

38

図1　講義スライドの一部

科学的な研究デザイン、倫理的な研究デザイン、もっとも証拠能力の高い研究デザインを比較検討して考えるなかで、「喫煙者に禁煙介入を行うランダム化臨床試験」にたどり着くことができるかどうかをみる問題となっている。

2019年度の問題は、「統計的有意性を引退させる」と題した、Nature誌に掲載されたコメントで取り上げられていた事例を出題したものである。95％信頼区間を正しく理解しているか、95％信頼区間がリスク比1（関連なし）を含むかどうかだけで判断することの誤りを理解しているか、をみる内容となっている。

ミニテストでは、明らかなひどい間違い（ケース・コントロール研究の問題なのに、「このコホート研究では」などと解答）は減点の対象としている。2019年度のミニテストであれば、「信頼区間は−3％から48％」という解答はマイナス2点（リスク比を報告しているので、正しい信頼区間は0.97から1.48）、「リスク差を調べている」という解答はマイナス1点とした。減

表3　2000年度、2019年度のミニテスト

<table>
<tr><td colspan="1">2000年度ミニテスト</td></tr>
</table>

喫煙が心疾患を増やすかどうかについて、考えられる研究デザインを比較し、
・科学的
・倫理的
・もっとも証拠能力の強い
研究デザインを考えてください。

<table>
<tr><td colspan="1">2019年度ミニテスト</td></tr>
</table>

　かつては、検定の結果、P値がアルファレベルとよばれる閾値以下となると、「統計的に有意」、閾値より大きければ「統計的に有意ではない」と判定し、閾値として5％が広く用いられていました。以下は、抗炎症薬の有害事象に関する研究について解説したNatureのコメントの一部です。これを読んで、「一方の研究者ら」の結論が正しいか誤っているか、理由とともに述べてください。

　一方の研究者らは、結果が統計的に有意でなかったことから、抗炎症薬への曝露は心房細動（もっとも一般的な心臓のリズム障害）の新規発症とは「関連なし」、またその結果は以前に報告された統計的に有意な結果と正反対であると結論した。
　実際のデータを見てみよう。その研究者らの統計的に有意でなかった結果は、リスク比1.2であった。（曝露を受けた患者は曝露を受けなかった患者に比べ相対的にリスクが20％増加。）また95％信頼区間は3％のわずかなリスク減少から、48％の大きなリスクの増加の範囲であった。（著者らの計算ではP値=0.091。）以前の統計的に有意であった研究では、リスク比はまったくおなじ1.2であったが、単純に研究の精度が高く、95％信頼区間は9％から33％までのリスク増加の範囲であった。（著者らの計算ではP値=0.0003。）
（Amrhein V, Greenland S, McShane B. Comment: Retire statistical significance. Nature 2019; 567: 305-307.）

点が積み重なって、ミニテストの得点自体がマイナス点となる受講者もいる。ミニテストを受けなければ零点であるので、受講者からは「ミニテスト、受けないほうがましじゃないか」という声もあったようである。ある年、ミニテストがマイナス点であった受講者から、「大学院に合格したので、妻とふたりで京都に来たのですが、環境が変わって妻が落ち込んでしまいどうしようかと思っていました。そんななか、ミニテストでマイナス点をとってしまい、家に帰ってそのことを妻に話したら、『なにそれ、ありえない』と笑い出し、それから元気になったので、ミニテストには感謝しています」といわれ、それ以来、自信をもってマイナス点をつけることにしている。

最終レポート——受講者が興味あるテーマを選択

　大学院の講義であることもあり、最終評価として試験は行わず、2000年度からレポートを課している。本書でおわかりのように、社会健康医学系専攻のカバーする領域は広く、いわゆる文系出身者から、医療系、数理・統計

表4　2000年度、2020年度のレポートテーマ

2000年度レポートテーマ
1. 検定の多重性
2. ポパー派疫学
3. メタアナリシス
4. 電磁場の健康影響
5. アスピリンとライ症候群
6. 因果関係と意思決定
7. 生物統計家としての倫理ガイドライン
8. プラセボコントロールの倫理的問題
2020年度レポートテーマ
1. 臨床試験実施中にCOVID–19が発生した場合の対処法
2. 研究の再現可能性の危機にどう立ち向かうか？
3. 社会疫学と因果推論
4. 偏りのない測定誤差
5. 治療必要数 Number Needed to Treat
6. リアルワールドデータでランダム化臨床試験は不要になるか？

　関連学科出身者、と受講者のバックグラウンドも多様である。このため、レポートのテーマも医療統計に関連したテーマを複数指定して、受講者が興味のあるテーマを選べるよう配慮している。最終レポートは、それぞれのテーマに関する複数の英文論文を提示し、その内容と課題をレポートにまとめる、という形式で実施している。2000年度と2020年度のレポートテーマを**表4**に示す。取り上げる論文は、数式ばかりとならないよう、統計関連の学術誌からではなく、医学系の学術誌に掲載された医療統計に関する総説や解説、ディスカッションペーパーを中心に選んでいる。

　たとえば、2020年度のテーマ「4. 偏りのない測定誤差」では、以下の課題文とともに、疫学系の学術誌に掲載された3報の論文を読んで、測定誤差に関する誤解について論文のポイントをまとめ、そのまとめを踏まえて自身の研究で測定誤差にどう対処したらいいかを考えることを要求している。

　測定誤差は防ぐことができず、測定誤差により曝露効果の推定にバイアスが入ってしまいます。偏りのない独立な測定誤差であれば、効果の指標は必ず薄まる方向にバイアスが入るため、バイアスの方向がわかるのでたちのいい誤差なのですが、講義でも話したように必ず効果が薄まるわけではありませんでした。以下の文献を読んで、測定誤差に関して一般に信じられている誤解についてまとめ、あなたの研究でも測定誤差は必ず起こるはずですから、具体的な変数を測定することを想定して、測定誤差にどう対処したらいいか、あなたの意見を述べてください。

Jurek AM, Greenland S, Maldonado G. How far from non-differential does exposure or
disease misclassification have to be to bias measures of association away from the null.
International Journal of Epidemiology 2008; 37: 382–385.

van Smeden M, Lash TL, Groenwold RHH. Reflection on modern methods: five myths about
measurement error in epidemiological research. International Journal of Epidemiology
2020; 49: 338–347. doi: 10.1093/ije/dyz251

Whitcomb BR, Naimi AI. Things don't always go as expected: the example of nondifferential
misclassification of exposure - bias and error. American Journal of Epidemiology 2020;
189: 365–368.

　2000年度のレポートテーマは8あったのに対し、2020年度では6に減っている。2000年に京都大学に赴任するまで、医療統計・疫学のいいディスカッションテーマとなりそうな英文論文があるとストックしていたのであるが、初年度に張り切りすぎて8つもテーマを使ってしまったため、2年でそのストックがなくなってしまった。その後は、毎年最終レポートの時期が来るとレポートテーマを探す、の繰り返しとなってしまい、2019年度はレポートテーマを5つしか提示できなかった。もちろん、筆者一人でレポートテーマを探しているわけではなく、スタッフの准教授、助教にも協力してもらっているのであるが、いいレポートテーマはなかなかみつからず、毎年テーマ探しに必死となっている。

　このため、過去に取り上げたテーマであっても、新しい論文が発表されたり、ガイドラインが出されたりした機会に再度取り上げたものもある。本稿をまとめるにあたり、過去のレポートテーマをすべて調べたところ、もっとも取り上げた回数が多かったのは、ランダム化臨床試験のモニタリング委員会に関するテーマで、6回であった。次いで、5回取り上げたテーマが未測定交絡の影響の感度解析・バイアス解析に関するものであった。モニタリング委員会は、臨床試験の科学性・倫理性を担保するとともに、中間解析を実施する際に統計的にも重要な役割を果たす第三者組織であるし、未測定交絡の影響は疫学研究で常に問題となる限界であるので、奇しくも実験研究と観察研究の主要テーマが上位を占めることとなった。

今後の展望——これからの医療統計学

　講義を始めた当初は、5年後くらいに講義の構成を大きく変える予定でいた。数年すれば学部での統計基礎教育も変わり、基本的な内容（比・割合・率の違い、有意水準5％が絶対ではないこと、など）は十分学んだ上で大学院に進学するだろう、と考えていたためである。残念ながら予想は外れ、20年経っても、基本的な内容を講義し続けなければならない状況は変わらなかった。

　第9回で講義しているASA声明は、統計を専門としない研究者、実務家、

サイエンスライターに読んでもらうことを目的として公表されたものであることから、日本で広く読んでもらうためには英文のままではハードルが高いと考え、日本語訳を公開している[2]。故 佐久間昭先生は、5％有意をありがたがることを「有意症 significantosis」と揶揄されていたが[4]、有意症の罹患者は依然として多数存在する。さらには、有意水準5％を盲目的に使うことが、再現性の危機の原因の1つであるともいわれている[5]。ASA声明は本文3ページ程度の分量なので、検定やP値に関する基本的な内容を理解してもらうためにも、本稿を読んでいただいた方は、ぜひASA声明を周りの方々に勧めていただきたい。統計関連の講義を担当されている方は、講義のなかでASA声明の解説を加える、講義の前に学生に読んできてもらう、あるいは筆者が「仮説検定とP値の誤解」という動画もオンラインで公開している[6]ので、講義のなかで活用する、などをしていただきたい。また、医療系の学会などで教育講演などをされる場合にも、ASA声明を紹介していただくようお願いしたい。

　医療統計学の受講者は、2000年度には修士課程21名（社会健康医学系専攻発足当時は専門大学院で、課程は修士課程であった。2003年度に専門職大学院となり、課程も専門職学位課程となった）、博士課程5名の計26名であったが、2020年度には専門職学位課程41名、博士課程5名、医学専攻博士課程14名、医科学専攻修士課程1名、科目等履修生8名の計69名が受講した。ここ数年は60～70名の受講者数で推移している。専門や、過去に受けた統計教育などの背景もばらばらな60～70名の受講者全員に満足してもらえるような講義には程遠いが、それに近づくよう今後も努力を重ねていきたい。

Summary

　MPH教育のコア科目の1つ「医療統計学」の、社会健康医学系専攻での20年の教育を紹介した。基本的な方針としては、どんな検定をすればいいのかといったことを教えるのではなく、医療統計学の基本的な考え方の正しい理解に主眼をおいて講義を構成している。講義全体の構成はほとんど変えていないが、医療統計学・疫学の進歩や時代の要請に応じて、新しい疫学研究デザイン、米国統計協会の検定とP値に関する声明（ASA声明）などを逐次加えている。

　成績評価は中間でのミニテストと最終レポートで行っているが、知識を問うのではなく、考え方を重視して評価している。最終レポートは、受講者のさまざまなバックグラウンドに配慮して、毎年複数のテーマを設定し、受講者が興味のあるテーマを選べるようにしている。

　まだまだ医療統計学の基本的な考え方を正しく理解できるようなカリキュラムを続ける必要はあるが、検定偏重の教育・研究から脱却するためにも、ASA声明の普及にみなさんの力をお借りしたい。

 文献

1） 大学基準協会：公衆衛生系専門職大学院基準，p6，2020年9月2日.
https://www.juaa.or.jp/updata/news/file/692/20200903_168924.pdf
（最終閲覧日：2020年10月6日）

2） Wasserstein RL, Lazar NA: The ASA's statement on *p*-values: context, process, and purpose. Am Stat 70(2): 129–133, 2016.（佐藤俊哉（訳）：統計的有意性とP値に関するASA声明，2017.　http://www.biometrics.gr.jp/）

3） Wasserstein RL, Schirm AL, Lazar NA: Editorial: Moving to a world beyond "*p*<0.05". Am Stat 73(S1): 1–19, 2019.

4） 佐久間昭：与太与太統計学. 椿広計，藤田利治，佐藤俊哉（編）：これからの臨床試験，pp159–173，朝倉書店，東京，1999.

5） Lash TL: The harm done to reproducibility by the culture of null hypothesis significance testing. Am J Epidemiol 186(6): 627–635, 2017.

6） 佐藤俊哉：仮説検定とP値の誤解. 京都大学Open Corse Ware.
https://ocw.kyoto-u.ac.jp/ja/graduate-school-of-medicine-jp/12/video1019
（最終閲覧日：2020年10月6日）

臨床研究の発展に貢献し
日本の医療・社会を元気にする

山本洋介　医療疫学分野 准教授

4つの研究領域と問題解決を行う人材の育成

　医療は、自然科学である生物科学的知見を、複雑な社会状況のなかで生活する人間に応用するという、高度に社会的な実践行為である。そして、医療の現場で提供される行為の適正性、有効性、効率性に関する患者指向型の研究（patient-oriented research）を行うことは、医学界に求められている社会的要請といえる。

　医療疫学分野では、この社会的要請にこたえるため、エビデンスを生み出す科学的な研究を行う。さらに、エビデンスと医療実践の間にある「エビデンス–診療ギャップ」を測定し埋める、すなわちエビデンスを診療や社会につなげる研究を推進する。そして、このような研究や問題解決を行うための教育を行い、医療界のみならず社会に貢献する人材を育成している。

研究の概要

　上記のような背景に基づき、福原俊一初代教授は、医療疫学が実施するべき研究として、以下の4つの研究領域を定めた。

医療疫学の研究領域

　■研究領域1：医療の実態（医療の質）を測定する研究
　■研究領域2：患者が直接報告する情報を測定し、医療に活用する研究
　■研究領域3：診断方法および治療（予防）方法の評価研究
　■研究領域4：要因とアウトカムとの関連性を解明する研究

1）研究領域1：医療の実態および医療の質を測定・改善する研究

　実際の医療現場において、どのような診療が行われているのかに関する実態の把握、さらには、地域間や施設間での診療のばらつきを調査することを通じて、医療の質を測定し、記述する研究を行っている。また、そのような医療の質を測定するための指標の開発についても研究の対象としている。さらには、そのばらつきや偏在を解消するための方略に関する研究を行っている。

2）研究領域2：患者が直接報告する情報を測定し、医療に活用する研究

　近年、慢性疾患の臨床評価において、医療者の客観的な評価ではなく、患者の主観に基づく指標によるアウトカム評価、すなわちPRO（patient-reported outcomes）が重要視されるようになった。医療疫学分野では、とりわけそのPROの1つでもある健康関連QOL（quality of life）尺度の開発と検証を行う。また、患者だけでなく、医師や介護者の職業満足度や負担感などを測定する指標も研究・開発の対象としている。

3）研究領域3：診断方法および治療（予防）方法の評価研究

　日常診療では当たり前のようにルーチンで行われている採血、X線撮影、CTなど、これらのさまざまな検査は本当に意味があるのだろうか。検査を行うことは患者アウトカムの改善につながっているのだろうか。いわゆる検査だけではなく、病歴や身体所見も立派な「検査」であるはず。このような疑問に科学的に答えるための研究を行っている。具体的には、病歴や身体所見、さらには客観的な検査所見を組み合わせて、健康状態や疾病の有病・発生を予測するモデル（clinical prediction rule）の開発を行っている。また、モデルをつくるだけではなく、既存のモデルを再評価し、項目を加えることで予測能の改善につながるかの研究も実施している。なお、これらの開発に際しては、あらかじめ「使われるモデル」「臨床的に意義のあるモデル」となっているか、分野内で十分に議論を尽くすよう心がけている。

4）研究領域4：要因とアウトカムとの関連性を解明する研究

　慢性疾患の要因を解明するための疫学研究や健康関連QOLなどのPROと関連する要因の探索を行っている。いわゆる従来の一般的な疫学研究ともいえるが、アウトカムもしくは要因、あるいはその双方について、主観に基づく指標を用いる研究が多いことに独自性がある。すなわち、研究領域2においてPRO測定やQOL尺度開発などの理論的枠組みを実装し、その測定された結果を用いた臨床疫学研究を数多く実施している。

教育の概要

　医療疫学分野が目指すものは、疫学的な手法でもって、医療現場の問題を解決するエビデンスを生み出す研究を実施することにあるのは言うまでもないが、最終的な目標は、そのような研究を継続してできる人材を社会に送り出すことである。そのため、医療疫学分野では、医療者を臨床研究を通じて元気にし、医療者を元気にすることにより医療を元気にする、というミッションで教育活動を行ってきた。教育活動の主要な目的を、臨床研究の知識、技法、実践的な能力を涵養することに置き、対象は主に医療を支えている若手医療者とした。教育の場としては、大学院を主な場としたが、医学生に対しても教育を行ってきた。

> **医療疫学分野が担当する講義（2020年度現在）**
> ・臨床研究計画法演習Ⅰ/Ⅱ　Special seminar on study design
> ・データ解析法特論　Special seminar on data analysis
> ・社会健康医学と政策（一部講義を担当）Health policy and academia
> ・疫学Ⅱ　Epidemiology Ⅱ
> ・大学院教育コース（社会健康医学、一部を担当）
> ・医学部生を対象に、B13講義（一部）、ならびにチュートリアルを担当
> ※過去に提供していた科目
> ・臨床統計学特論　Special seminar of biostatistics
> ・観察疫学研究　Observational epidemiology
> ・研究デザイン演習　Practicum on research design
> ・臨床研究計画法Ⅰ/Ⅱ　Seminar on study design

社会活動の概要

　本項では、福原初代教授がこれまで関わってきた社会活動を中心に、その概要を紹介したい。

1）学会活動

・World Health Summit（WHS）　世界医学サミット

　　2015年4月　World Health Summit Asia 会議 会長
　　　　　　　（湊長博先生と共同会長）

　　2015年10月　World Health Summit 第6回年次大会 会長

　2009年にドイツ・シャリテ病院のGanten学長が発起人となり、世界の主要先進国8カ国を幹事国とするM8 Allianceを組織、毎年M8 Alliance会議を開催することとなった。同時に、年次大会「世界医学サミット」World Health Summitが開催されている（日本の代表として京都大学が参加）。

・日本臨床疫学会 代表理事

　日本臨床疫学会は、クリニカル・マインドとリサーチ・マインドをもつ医療者による質の高い研究を、ビッグデータを活用した研究などの振興と研究人材育成を通じて推進し、現在の医療が直面する諸課題の解決に貢献することをミッションとした学会である。2017年の発足以降、福原初代教授が代表理事を務めている。

・米国内科学会日本支部（American College of Physicians: ACP）Japan Chapter 副理事長

　米国内科学会（American College of Physicians: ACP）は、米国40万人以上の会員を有する巨大な学会である。2004年、日本内科学会の理事長であった黒川清先生によりACP日本支部の活動が開始された。2011年に、福原初代教授は理事に指名、研究支援委員会委員長となり、毎年の年次総会の企画運営を行った。わが国の内科診療の質の向上を実現し、国民のニーズに答えるというビジョンのもと、充実したプログラム内容により多くの参加者を集めた。

2）政府委員

　福原初代教授は、厚生労働省高度医療専門家会議委員、中央社会保険医療協議会医療技術評価分科会委員など、多数の政府委員を歴任してきた。

3）講演・書籍

　本分野の開講以来、福原初代教授は国際学会招聘10回、学会招待100回以上を数えている。書籍については、「臨床研究の道標」は累計2万部以上を記録、英語版も出版されている。

医療疫学分野の研究・教育活動
——わが国の臨床研究の底上げに少しでも貢献したい
研究活動

　ここでは、個別の研究活動のうち主に医療疫学で取り組んできた2つの研究プロジェクトについて、それぞれ概説する。

1）DOPPS（Dialysis Outcomes and Practice Patterns Study：血液透析患者の診療実態と患者アウトカムを検討した疾患レジストリ研究（国際多施設共同研究）

　Dialysis Outcomes and Practice Patterns Study（DOPPS）は、世界各国の血液透析患者を対象とした国際多施設共同研究である。参加国（地域）

は、米国、英国、フランスなど欧米諸国、日本、オーストラリア、ニュージーランドなどオセアニア諸国であり、第1期調査が1996年に開始されて以降、各期の調査期間2〜3年で実施され、現在、第7期調査が行われている。

DOPPSの目的は、世界各国の血液透析治療の実態を比較し、血液透析患者の生存率など主要アウトカムに影響を及ぼす因子を検討することにある。DOPPSでは多様な要因とアウトカムの組み合わせにより、以下のようなさまざまなリサーチ・クエスチョンに答えてきた。

・診療パターンや健康課題のばらつきを記述する
・患者の特性、受けているプラクティスと患者アウトカムとの関連性を調べる
・診断・検査の性能を調べる

DOPPSでは、下図に掲げる概念モデルを想定して、プラクティス、患者特性、患者アウトカム、施設情報などが標準化された方法で世界共通で測定されている点が特徴である。

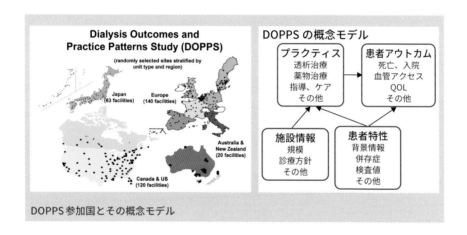

DOPPS参加国とその概念モデル

主な論文

■日本の血液透析患者における、うつ症状、ならびにベンゾジアゼピンの処方と死亡との関連性

この研究では、透析患者でうつ症状を有している患者は日本と諸外国で同程度いるにもかかわらず、日本では医師にうつと診断される割合が諸外国の1/10程度であること、また日本では透析患者に対して抗うつ薬による治療はほとんどなされていない一方で、抗不安薬の単独投与が諸外国と比較して高いことを、DOPPSのデータに基づき示した。さらに、抗不安薬の単独投与が予後不良と関連していることを示した。うつは慢性疾患に併存することが多く、透析患者で特に頻度が高い。本研究では、わが国の透析医療において諸外国と比較してうつの過少診断が顕

著であり、さらに不適切な治療が実施され不良な予後とも関連していることを明らかにした。

　この研究結果は、わが国の透析医療を支える医師やコメディカルに、診療の質および医学教育・卒後研修の改善の必要性を認識させた。そのため本研究は、腎・透析分野におけるトップジャーナルである*Kidney International*に掲載された。なお、本論文が発表された後に米国においても同様の研究がなされ、抗不安薬の単独投与が予後不良と関連していることを示した[1]。

[1] Winkelmayer WC, Mehta J, Wang PS: Benzodiazepine use and mortality of incident dialysis patients in the United States. *Kidney Int* 72: 1388–1393, 2007.

Fukuhara S, Green J, Albert J, Mihara H, Pisoni R, Yamazaki S, Akiba T, Akizawa T, Asano Y, Saito A, Port F, Held P, Kurokawa K: Symptoms of depression, prescription of benzodiazepines, and the risk of death in hemodialysis patients in Japan. *Kidney Int* 70: 1866–1872, 2006.

■日本の血液透析患者における、食事パターンとアウトカムとの関連性：コホート研究

　この研究は、久山町研究とDOPPSのコラボプロジェクトとして実施された。久山町データで日本人一般集団の食事パターンを同定し、DOPPSデータにおいてアンバランスな食事パターンが患者アウトカム（死亡、心血管入院）に関連することを示した。ともに代表性の高い一般住民コホートと血液透析コホートの強みを活かし、九州大学との共同研究となった。

Tsuruya K*, Fukuma S*, Wakita T*（*equal contribution）, Ninomiya T, Nagata M, Yoshida H, Fujimi S, Kiyohara Y, Kitazono T, Uchida K, Shirota T, Akizawa T, Akiba T, Saito A, Fukuhara S: Dietary patterns and clinical outcomes in hemodialysis patients in Japan: a cohort study. *PLoS One* 10: e0116677, 2015.

■日本の血液透析患者における、活力の程度と死亡との関連性

　この研究では、透析患者において1項目で患者が回答する活力の程度が、死亡と関連することを明らかにした。シンプルな患者報告型データを活用して臨床アウトカムを予測できうることを示唆する研究といえる。

Kurita N, Akizawa T, Fukuhara S: Vitality measured as self-reported energy level and clinical outcomes in ESRD: the Japanese Dialysis Outcomes and Practice Pattern Study（J-DOPPS）. *Am J Kidney Dis* 73: 486–495, 2018.

■血液透析患者における、うつ症状と皮膚のそう痒との縦断的な関連性

　一般的に、血液透析患者はQOL（quality of life、生活の質）が一般
住民より低いことが知られているが、とりわけメンタルヘルスが低いこ
とが知られている。この研究は、日本におけるDOPPSのデータを用い
て、世界で広く活用されている健康関連QOL尺度であるSF-36のドメ
インである「心の健康」と、透析患者に多くみられる皮膚の将来のそう
痒の発症との関連性を縦断的に検証した。

Yamamoto Y, Hayashino Y, Yamazaki S, Akiba T, Akizawa T, Asano Y, Saito A,
Kurokawa K, Miyachi Y, Fukuhara S: Depressive symptoms predict the
future risk of severe pruritus in haemodialysis patients: Japan Dialysis
Outcomes and Practice Patterns Study. *Br J Dermatol* 161: 384–389, 2009.

2）LOHAS（Locomotive Syndrome and Health Outcomes in Aizu Cohort Study）：運動機能とアウトカムとの関連性を分析するコホート研究

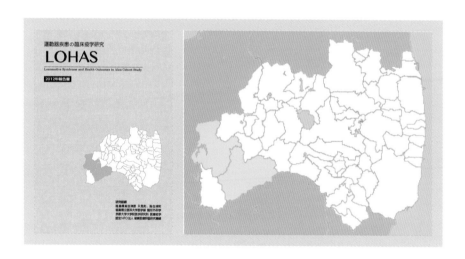

　「腰の痛み」「膝の痛み」といった運動器の疾患に関する症状は、加齢とと
もに有訴割合が高くなることが知られている。日本は、今後さらに高齢化を
迎えるため、運動器疾患に対する医療の重要性が高いことはいうまでもな
い。運動器疾患の罹患者においては生活習慣病が併存している可能性があ
り、運動器疾患と生活習慣病との関連を検証するため、日本に居住する一般
住民を対象とした大規模な調査が必要とされてきた。
　このLOHASは、福島県南会津郡只見町および南会津町の各自治体の協力
を得て、当医療疫学分野をはじめとする複数の大学等研究機関により運営さ
れているコホート研究である。2008～2010年は、只見町および南会津町の
住民を対象にQOLなどの質問票調査ならびに運動器検診（毎年、検診参加
者は3,000～4,000人）が実施された。また、眼科検診・唾液中テストステ

ロン濃度測定も数回行われてきた。レセプト、要介護認定、死亡などの情報については、2018年まで収集されることとなっており、すでに死亡・要介護の発生などをアウトカムとした論文も報告されつつある。

なお、LOHASの主な目的は、地域住民の健康状態、特に、運動器に係る身体機能の把握、要因と疾患の発生との関連性の解明、ならびに、住民健康診断・保健指導などの評価である。

主な論文
■主観的身体機能ならびに客観的身体機能の乖離と、将来の転倒との関連性

この論文では、高齢者において主観的に評価した身体機能（TUG）と客観的に評価した身体機能（SF–12 身体機能）に乖離がある場合に、転倒とどのように関連するか分析した。LOHASのデータを用いて、性・年齢別の平均値を基準とした場合、客観的評価が高くても主観的評価が低い高齢者では、将来の転倒が有意に増加することが明らかにされた。客観的評価では捉えられない転倒リスクを、主観的評価によって評価できている可能性が示唆された。

Kamitani T, Yamamoto Y, Fukuma S, Ikenoue T, Kimachi M, Shimizu S, Yamamoto S, Otani K, Sekiguchi M, Onishi Y, Takegami M, Ono R, Yamazaki S, Konno S, Kikuchi S, Fukuhara S: Association between the discrepancy in self-reported and performance-based physical functioning levels and risk of future falls among community-dwelling older adults: The Locomotive Syndrome and Health Outcomes in Aizu Cohort Study（LOHAS）. *J Am Med Dir Assoc* 20: 195–200, 2019.

■腰痛とメタボリックシンドロームとの関連性

この論文では、男女別に腰痛あり／腰痛なしの各群におけるメタボリックシンドロームの有病割合について検討した。男性では、腰痛ありと腰痛なしの各群におけるメタボリックシンドロームの有病割合は25％と21％で、明らかな違いを認めなかった。一方、女性では腰痛ありと腰痛なしの各群におけるメタボリックシンドロームの有病割合は24％と12％となり、腰痛を有しているとメタボリックシンドロームの有病割合が高い結果となった。

Ono R, Yamazaki S, Takegami M, Otani K, Sekiguchi M, Onishi Y, Hayashino Y, Kikuchi S, Konno S, Fukuhara S: Gender difference in association between low back pain and metabolic syndrome: Locomotive Syndrome and Health Outcome in Aizu Cohort Study（LOHAS）. *Spine* 37: 1130–1137, 2012.

3）研究活動の成果

査読付英文論文掲載数と累積掲載数

2000年〜2019年の20年間で、査読付医学雑誌への英文論文掲載数は501編である。

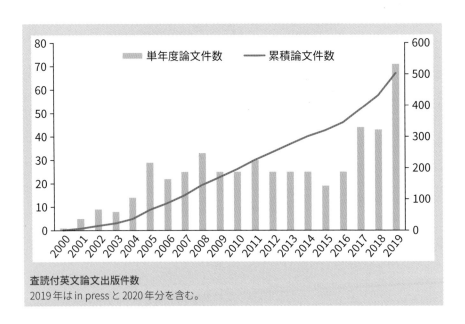

査読付英文論文出版件数
2019年はin pressと2020年分を含む。

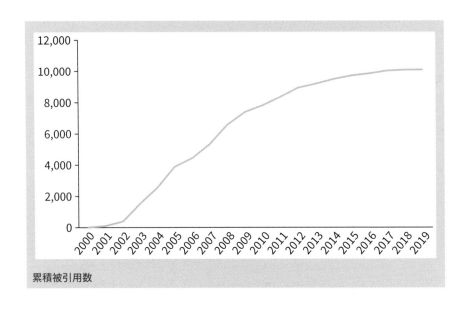

累積被引用数

教育活動

1）医療疫学分野が担当した講義とその内容

　教育活動として2020年現在、医療疫学分野が担当している講義について、以下に詳細を述べる。

①大学院生対象

・臨床研究計画法演習Ⅰ/Ⅱ　Special seminar on study design

　プロトコール発表検討会で、個々の院生が自身のリサーチ・クエスチョンに基づいた研究計画を発表し、院生相互の意見交換を通じて質の高い研究プロトコール作成に向けて学習する。院生はリサーチ・クエスチョンの背景や意義の説明を中心に発表する。

・データ解析法特論　Special seminar on data analysis

　研究プロトコールを作成する上で必要な基本的な統計理論および統計手法の講義を行う。また、臨床研究論文に必要な統計関連事項（対象者の分布、背景要因の記述、単変量解析、多変量解析など）について系統的に学ぶ。

・社会健康医学と健康政策（一部を担当）　Health policy and academia
「健康政策におけるQOL評価」　QOL evaluation and health policy

　社会健康医学（Public Health）における、健康・医療に関わる制度・政策、ならびにそれらに貢献・関連する研究、人材育成、その他の専門的活動について学ぶ。社会健康医学系専攻（SPH）を構成する各分野から、担当している研究・教育等領域の視点・見識、実績・経験などに基づき、健康・医療に関連する制度・政策や社会の仕組みがどのようになっているか、また、健康・医療に関連する制度・政策や社会の仕組みに、研究、人材育成、その他の専門的活動がどのように関わり貢献しているかを学ぶ。そのなかでも、医療疫学分野では、健康政策において、とりわけ医療の経済評価の観点からQOL評価がどのように活用されているか、また今後どのように活用されていく見込みなのかを中心に講義を行う。

・疫学Ⅱ　Epidemiology Ⅱ

　社会健康医学領域の研究の「基本設計図」を作成するための研究デザインに必要な理論や基本的知識を学ぶ。到達目標は、自分の疑問を構造化抄録形式にまとめ、最終的に「研究の基本設計図」を完成できることである。目標を達成するために、研究デザインの7つのステップ、疑問の構造化、バイアスと交絡、比較の質を高める方法、変数測定の理論、存在・発生・効果の指標、検査精度に関する研究の理論について学ぶ。

②学部生対象

・社会・環境・予防医学（一部を担当）Society・Environment・Preventive

medicine

講義「デザインが研究の質を決定する」

世界の一流誌に掲載されるような質の高い臨床研究を立案、計画、実施し、論文として可視化し発信するためには、臨床と臨床研究の両方の言語と文法を理解する専門家（clinical investigator）が必要である。では、clinical investigator に必須の素養とは何だろうか。その1つが、本講義のテーマである「研究デザイン力」である。臨床研究を行う前に研究デザインを仲間と議論し、修正を重ね、詳細まで策定した上で研究に臨むことが重要である。本講義では、研究デザインを立案することの意義とその方法について、骨子を概説する。

・社会・環境・予防医学　チュートリアル

Society・Environment・Preventive medicine

講義・実習「Survey Research 入門」

京都大学では、医学生を対象に、チュートリアルと呼ばれる疫学・社会健康医学に関する実習が行われている。医療疫学分野でも、毎年15〜20名程度の医学部4回生を受け入れている。実習では、質問票調査に関する講義の後、①質問票を用いた調査研究計画立案、②質問項目の検討、③質問票の作成、④主に医学部生を対象とした調査の実施、⑤データマネジメント、記述統計による分析、⑥各班のプレゼンテーション発表、以上を体験することで、調査研究に関する知識を学び、実践に際しての基礎的スキルを涵養することを目標としている。

毎年意欲をもって取り組む医学部生が多く、評価も好意的である。また、継続して講義や実習内容のブラッシュアップを行っていることも特徴である。次世代の臨床研究に興味をもつ医療者の育成の一翼を担っている講義であるといえる。

2）教育活動の成果

①卒業生および学位取得者数

　2000年に第1期生が入学して以来、2019年度に20期生を迎えた。医療疫学分野に在籍した者は114名（重複あり）、91名が下記課程を修了し、うち83名が学位を取得した（2020年3月時点）。

・修士課程52名（卒業生47名、うち学位取得者47名）
・博士後期課程4名（卒業生31名、うち学位取得者24名）
・博士課程20名（卒業生13名、うち学位取得者12名）
・研究生・特別研究学生8名

②卒業生の進路

　卒業生の進路は、以下に示す。

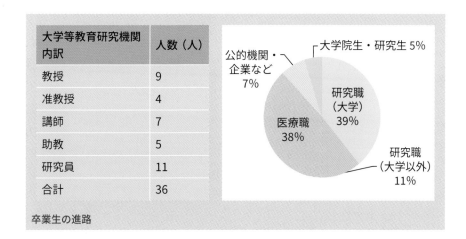

大学等教育研究機関内訳	人数（人）
教授	9
准教授	4
講師	7
助教	5
研究員	11
合計	36

卒業生の進路

今後の展望

　医療疫学分野の研究領域として、先に4つの領域を掲げたが、そのなかでも当分野の独自性は、PRO、とりわけQOL評価・尺度開発に関する領域といえる。健康関連QOL尺度が広く用いられるようになってからすでに長い年月が経つが、現在もなお臨床の現場で広くQOL尺度を用いた測定が実施されているとは言い難いのが実情である。短時間かつ測定にかかる負担が少なく、かつ精度の高いQOL測定を可能にする評価方法について学理を確立した上で、その実装ならびに普及に取り組む所存である。それにより、社会で暮らす人たちの訴えをより広範囲にくみ取れる仕組みが構築され、社会に暮らす人間中心の、主観に基づくアウトカム評価を可能としたい。

　実際、当分野ではすでに、伝統的なQOL評価法の手法と大きく異なる方略で、患者と医療者（もしくは回答者と測定者）双方の視点を融合させた「間主観」に基づいたQOL評価法の理論を構築し、その具体的な測定法を開発するための研究に着手している。この新たなQOLの評価方法は、医療者と患者の視点をすり合わせるプロセスに特徴があり、両者の関係性を改善しうることが期待できる。

　教育に関しては、2005年に福原俊一初代教授がMCRコースを開設するなど、医療疫学分野は教員ならびに上級院生が一丸となって、臨床研究教育に多大な力を注いできた。今後もSPH各分野、ならびに臨床に携わるさまざまな職種や分野と連携しつつ、日本全体の臨床研究能力の向上に努めていく所存である。当分野では継続的に、卒業生から卒業後の研究環境に関する聴取を行っているが、卒業と研究を継続させる上での困難なこととして、①研

究のための確保された時間がないこと、②研究に活用可能なデータベースにアクセスできないこと、などが挙げられた。すでに日本で研究目的での利活用可能な大規模データベースを活用する、さらにはレジストリ構築のための支援を行うなどして、卒業後、臨床現場に戻った者でも研究を継続できるような体制づくりを目指したい。それにより、世界の主な国々の後塵を拝している日本の臨床研究の底上げに少しでも貢献できればと考えている。

Summary

　医療疫学では、①医療の実態（医療の質）を測定する研究、②患者が直接報告する情報（PRO/QOL）を測定して医療に活用する研究、③診断方法および治療（予防）方法の評価研究、④要因とアウトカムとの関連性を解明する研究、以上の4研究領域を定めて、それらを中心に研究を行ってきた。また、教育においては、臨床疫学研究の研究デザイン立案から、データ解析の実際まで、研究者が一人で相応の研究を完遂できるスキルを身につけ、専門家に適切なタイミングで相談することのできる能力を涵養することを目指してきた。

　今後の展望としては、QOLの重要性が広く認識されている現在においてもなお、通常の臨床現場でのQOL評価は普及しているとはいえないため、健康関連QOLの評価法の革新を通じて、人々の感じる健康状態を共有し、医療に広く活用することのできる仕組みづくりに貢献していきたい。

文献

1）福原俊一（監修），医療疫学分野20周年記念誌作成委員：京都大学医療疫学分野20年のあゆみ，京都，2020.

2）Fukuhara S, Green J, Albert J, et al: Symptoms of depression, prescription of benzodiazepines, and the risk of death in hemodialysis patients in Japan. Kidney Int 70: 1866–1872, 2006.

3）Tsuruya K*, Fukuma S*, Wakita T* (*equal contribution), et al: Dietary patterns and clinical outcomes in hemodialysis patients in Japan: a cohort study. PLoS One 10: e0116677, 2015.

4）Kurita N, Akizawa T, Fukuhara S: Vitality measured as self-reported energy level and clinical outcomes in ESRD: The Japanese Dialysis Outcomes and Practice Pattern Study (J-DOPPS). Am J Kidney Dis 73: 486–495, 2018.

5）Yamamoto Y, Hayashino Y, Yamazaki S, et al: Depressive symptoms predict the future risk of severe pruritus in haemodialysis patients: Japan Dialysis Outcomes and Practice Patterns Study. Br J Dermatol 161: 384–389, 2009.

6）Kamitani T, Yamamoto Y, Fukuma S, et al: Association between the discrepancy in self-reported and performance-based physical functioning levels and risk of future falls among community-dwelling older adults: The Locomotive Syndrome and Health Outcomes in Aizu Cohort Study (LOHAS). J Am Med Dir Assoc 20: 195–200, 2019.

7）Ono R, Yamazaki S, Takegami M, et al: Gender difference in association between low back pain and metabolic syndrome: Locomotive Syndrome and Health Outcome in Aizu Cohort Study (LOHAS). Spine 37: 1130–1137, 2012.

臨床疫学研究と予防医学研究を柱に
多様な活動成果を社会に広く還元する

川上浩司　薬剤疫学分野 教授

全方位的に臨床疫学研究を推進

　当教室は、大規模な医療リアルワールドデータを駆使した臨床疫学研究を実施し、また日本の国立大学医学部において薬剤疫学も標榜する唯一の正規講座（分野）である。IT時代に対応して、介入研究（臨床試験）の時代から観察研究（臨床疫学）の時代へと進化を続ける臨床研究に取り組むなかで、特に、各種の医療系データベースを用いた観察研究の可能性について模索と挑戦を続けている。

　臨床疫学は、1980年代から発展を遂げた学問であり、医療現場における各種の疑問（クリニカル・クエスチョン）を研究可能なデザイン（リサーチ・クエスチョン）として臨床研究を実施する学問である。また、薬剤疫学は、臨床疫学と臨床薬学にまたがる分野として1980年代に米国で確立した領域といえる。当教室では、各種の大規模な医療系データベースを縦横無尽に活用した臨床疫学研究を主軸に据えながらも、特に薬剤の評価の際に有用な手法であるnew user active comparator design、high dimensional propensity score、self-controlled case series、immortal time biasといった、医療の評価をより深堀りできるような薬剤疫学領域の手法も取り入れることで、急性期、慢性期、専門領域と、あらゆる臨床疾患に横断的に、また手法は深堀りもできるようにと、全方位的に臨床疫学研究を推進していくことを心がけている。

　活用するデータベースとしては、レジストリ系およびリアルワールドデータ（RWD）系それぞれの各種情報系に経験とアクセスがあり、特にRWD系では、診療報酬請求（レセプト）情報（NDBおよび企業健保700万人）、DPC情報（3,000万人）、調剤情報（5大企業由来3,500万処方箋/年相当）、

電子カルテ由来診療情報（2,050万人）といった各種の大規模医療データベースを駆使した研究を行っている（数値はいずれも2020年10月現在）。また、後述のように、医療系以外にも、各種の健診情報（全国自治体の母子保健、学校健診）を用いた予防医学研究や、デジタルヘルス領域では購買行動情報などを用いた疫学研究も開拓しているところである。

　実際の教室での活動においては、医師をはじめとした医療職、公衆衛生、産業界などの多様なバックグラウンドを有する研究者や学生たちが、各種の豊富な医療、健康関連のデータベースを駆使して、自身の臨床経験や社会人経験に基づいた臨床疫学、薬剤疫学の領域での各種研究を行っている、非常にユニークな集団として切磋琢磨する環境となっている。多様な研究を実施して、またお互いの研究を知るうちに、誰も思いつかなかったような価値観が創出されることも期待している。研究成果は、診療現場におけるエビデンスの創出、医薬品や医療機器の評価にかかるレギュラトリーサイエンス、そして未病社会に向けた予防医学の推進と、さまざまに活用されている。

教室という枠組みにとらわれない学術活動、事業の推進

教室での研究活動

　教室に所属する教員、研究員、大学院生が執筆する研究論文は、おおむね臨床疫学研究（薬剤疫学研究も含む）、あるいは幼少期の健診データや環境省エコチル事業でのデータなどを活用した、予防医学に関する疫学研究の2系統に分かれる。研究業績および研究費の獲得状況を示す。

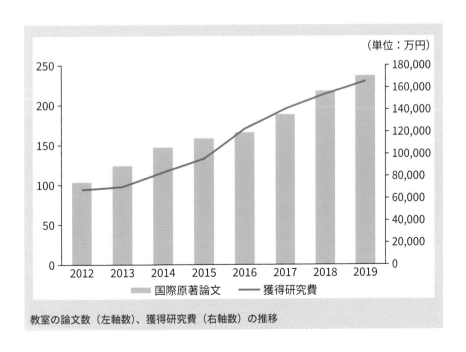

教室の論文数（左軸数）、獲得研究費（右軸数）の推移

2020年時点で実施中の研究テーマ例

- ネフローゼ症候群患者における静脈血栓症に関する疫学研究（腎臓内科）
- 切除不能結腸直腸がんに対する、抗がん剤の投与法に関する研究（消化器外科）
- 小児鼠径ヘルニアに対する腹腔鏡手術と従来手術の成績の比較（小児外科）
- 体温管理療法中における経腸栄養と患者予後との関連（救急・集中治療）
- 人工呼吸管理中のリハビリと患者予後との関連（リハビリ科）
- 体外循環式心肺蘇生法と患者の予後との関連（救急・集中治療）
- 周術期症候性静脈血栓塞栓症に関する疫学研究（麻酔科）
- 自治体母子保健データを用いた児の発育に関する疫学研究（産科、小児科）
- SGLT-2阻害薬内服と糖尿病合併症二次予防に関する研究（糖尿病内科）
- 心房細動患者を対象とした医療費請求情報と診療記録情報との比較検証研究（循環器内科）
- 心臓リハビリテーションの有用性評価に関する研究（循環器内科）
- パリビズマブによるRSウイルス感染重症化予防に関する研究（小児科）
- 気分障害患者に対する採血リマインドシステムの有用性に関する研究（精神科）
- 若年性パーキンソン病を対象とした薬物治療に関する研究（神経内科）
- 緑内障患者における薬剤有害事象に関する研究（眼科）
- 妊娠中のリスク要因曝露と児の口唇口蓋裂の発生に関する疫学研究（口腔外科）
- 若年舌がん患者疫学に関する研究（耳鼻咽喉科）
- セツキシマブ承認前後における頭頸部がんの診療実態（腫瘍内科）
- 舌下免疫療法のアドヒアランスに関する研究（免疫・アレルギー科）
- 急性副腎不全の臨床経過に関する記述疫学研究（内分泌内科）
- 調剤データを用いた高齢者の不適切処方に関する研究（老年内科）
- 超早産児における分娩様式が長期予後に与える影響に関する研究（新生児科）
- 小児における睡眠時間とう歯との関連に関する研究（小児科、歯科）

　教室には、全国から臨床経験のある医療職が大規模データベースを用いた臨床研究や予防医学を志して参集しており、大学院生の7〜8割は医師である。2020年時点で実施中の研究テーマ例を示す。

学術学会領域での活動

　これまでに、疫学や臨床研究に関する学会は、日本疫学会、日本薬剤疫学会、日本臨床試験学会（第2回学術大会は2011年に当教室が主催した）などが存在していたが、大規模な医療系データベースを用いた臨床疫学研究を主体的に行う、臨床医をはじめとした医療職のコミュニティとなる、専門家集団としての全国規模の学術学会はなかった。そこで、本学医療疫学分野の前教授である福原俊一名誉教授と相談し、2016年に、京都（当初は私の京都自宅にて登記、現在は事務局は東京）にて日本臨床疫学会を設立した。学術大会については2017年東京、2018年京都、2019年は博多と開催され、2020年10月現在で900名を超える会員数となり、まさに勢いのある学術学会へと成長しつつあり、たいへん喜ばしく思っている。

日本薬剤疫学会については、学術大会を2016年（第22回）、2019年（第25回）に京都にて当教室が主催した。特に2019年は、国際薬剤疫学会のアジア会議（12th Asian Conference on Pharmacoepidemiology: ACPE）を併催し、台風の悪天候にかかわらず、総参加者数は694名（国内：314名、海外：380名/28カ国）となり、国内外より多くの参加をいただき、たいへん盛況であった。本会のメインテーマである「医療リアルワールドデータ時代における国際連携と薬剤疫学」のもと、教育セッション、特別講演、会長講演を含むシンポジウム13セッション、一般口演11セッション、200演題を超えるポスターセッションがなされた。特に特別講演では、当教室の関係者を中心に作業し、2019年に南山堂から出版された「ストロムの薬剤疫学」監訳本の著者でもある、Dr. Brian Strom（Inaugural Chancellor of Rutgers Biomedical and Health Sciences and the Executive Vice President for Health Affairs at Rutgers）をお招きし、「Pharmacoepidemiology methods: Past, present, and advice about the future」と題したご講演をいただいた。

予防医学に向けた、幼少期からの健診データベースの構築

　当教室では、2013年頃から、兵庫県神戸市などとの連携により、母子保健情報を活用した小児保健、予防医学の領域での疫学研究を多数実施してきたが、人間が一生で罹患する疾患の7割は学童期までに決定づけられるという昨今の知見を鑑みて、幼少期の健康状態をきちんと分析して、将来の予防

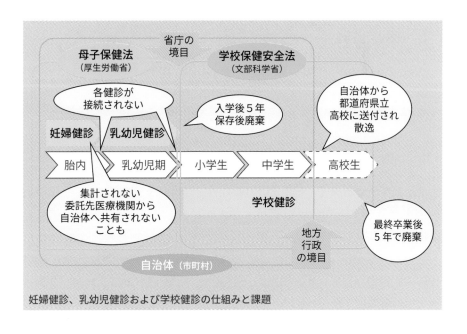

妊婦健診、乳幼児健診および学校健診の仕組みと課題

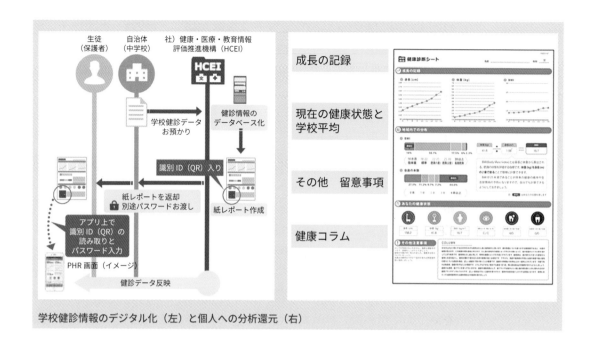

学校健診情報のデジタル化（左）と個人への分析還元（右）

学校健診情報の活用における全国連携自治体（左）と、地域への分析還元例（右）

医学を発展させるべきと考えるようになり、現在は全国規模で、−1歳から
14歳までの15年間を紡いだデジタルコホートを用いた研究基盤の構築を
行っている。

　そのため2015年に、一般社団法人健康・医療・教育情報評価推進機構
（HCEI）を設立して、全国自治体と連携した母子保健および学校健診のデー
タベース構築と、個人や地域の予防医療に向けた分析還元を開始した。具体

的には、HCEIをデータベース管理者として、実際の事業は、教室の出身者たちが主体的に勤務しているリアルワールドデータ株式会社（RWD社）SHR事業部（旧：学校健診情報センター）が実施するという体制としている。

これまで、母子保健法や学校保健安全法によって実施されながらも、原則紙ベースで十分に活用されてこなかった健診情報に着目して、仕組みで健診情報をデジタル化、データベースの構築と分析を行い、パーソナルヘルスレコード（PHR）と呼ばれる、個人の携帯端末にて健診情報を保管できる仕組み（電子生涯健康手帳）の提供を行っている。2020年10月現在、学校健診については全国150自治体と連携しており、連携自治体へは、地域ごとの学童の健康状態の各種分析やアドバイスを提供している。

厚生労働省による項目標準化の開始に合わせて、2019年からは、乳幼児健診に関しても、データベースの構築および個人や地域に対する分析の還元を開始した。さらに、2021年からは、石川県加賀市を皮切りに、個人が出生する前段階の健康データも個人に紐づけて活用すべく、妊婦健診情報のデジタル化の個人への還元も実施したいと考えており、現在仕組みを開発中である。今後は、一人ひとりが、出生前から乳幼児、学童期における健診情報を縦断的に管理、閲覧できるような仕組みを提供し、成人後の受診時や予防医療への一助となればと願っている。

医療の評価に向けた電子カルテ由来の診療情報データベースの構築

上述のHCEIをデータベース管理者、RWD社RWD事業部を事業体として、2015年から、全国医療機関と連携した電子カルテ由来診療情報の統合

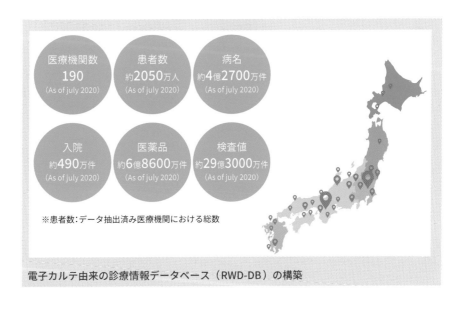

電子カルテ由来の診療情報データベース（RWD-DB）の構築

によるデータベース構築（RWD–DB）も行っている。2020年10月現在、全国約190病院、患者総数2,050万人の臨床疫学研究に活用できるデータベースとなっている。

　本データベースの構築とともに、各医療機関に対しては、数多くの疾患について、検査値などのアウトカムも包含した臨床指標を分析して無償で還元している（一次利用）。データベースの二次利用として、アカデミアや産業界への集計データセットの提供を開始しており、特にアカデミア向けには、2020年にMayo Clinic Proceedingsに掲載された竹内正人准教授の糖尿病治療に関する論文を皮切りに、日本臨床疫学会などを通じて、教室内のみならず、全国の複数の専門家による臨床疫学研究での活用が開始されている。

文部科学省「政策のための科学」事業の推進

　2011年から京都大学は、大阪大学とともに、「政策のための科学」（Stips拠点）という文部科学省の長期教育事業の領域拠点に採択されている。さまざまな政策課題について、いわゆる有識者の意見やメディアの喧伝によらず、科学的な根拠をもとにイノベーション政策を論理的に検討し、その結果を社会に伝えて関係者と対話をしていくというプロセスは、まだ世界中で発展途上である。

　このような新しい領域の教育による人材を養成し、各界に輩出していくということはきわめて重要であるという認識のもと、社会健康医学系専攻を主たる拠点とし、京都大学内の10以上の文系、理系の部局の教員や大学院生が毎年複数参集し、本事業を推進している。学内には、政府中央省庁から本学に出向している教員も複数いるため、リレー講義では、そのような実務家

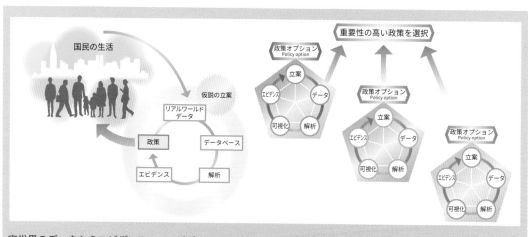

実世界のデータからエビデンスへ、エビデンスから政策へ、政策実施後の評価を行うサイクルを形成するとともに、熟議を通じて異分野間の政策オプションから重要性の高い政策を選択

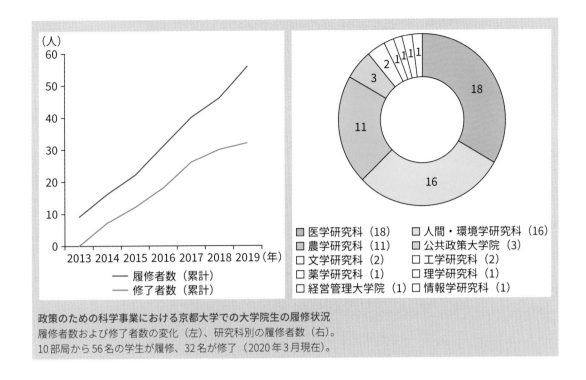

政策のための科学事業における京都大学での大学院生の履修状況
履修者数および修了者数の変化（左）、研究科別の履修者数（右）。
10部局から56名の学生が履修、32名が修了（2020年3月現在）。

教員による各種の施策事例の紹介と学生間での議論の実習も行っており、好評を博している。

デジタルヘルス学産学共同講座

　従来のレセプトやDPC情報、疾患レジストリのみならず、昨今、診療情報のRWDや、健康診断、生活習慣や行動に関する各種のデジタルデータが研究に使用可能となりつつある。さらに、患者や市民と研究者との間で、PHRやSNSなどを活用した、スマートフォンなどによる双方向での情報流通も盛んになっている。このような背景のもと、疫学、データリンケージ、各種の可視化手法などのプログラム技術を用いて、新しい予防医療、行動変容、医療の分析評価に資する研究を実施したいと考えている。そこで、2020年から、エーザイ株式会社、協和キリン株式会社、リアルワールドデータ株式会社、三菱商事株式会社の4社（当初）からのご支援をいただき、本学規定に従って、デジタルヘルス学産学共同講座を新設した。

　IoTを活用した情報学ではなく、社会医学の領域でデジタルヘルスを明示的に標榜するグループを設置することは意義があると考えており、まずは教授、講師、助教（いずれも特定）の3名の教員が着任している。本講座での研究課題例としては、ライフコースデータの一環として乳幼児健診情報や学校健診情報からはじまるデジタルコホートを用いたDoHAD

（Developmental Origins of Health and Disease）学説に関する疫学研究、PHRを用いた生活習慣、行動や疾病罹患と治療効果との関係の研究、生活習慣病の加療状況と食事との関連の研究、調剤薬局へのアクセスと服薬アドヒアランスの研究、医薬品の市販後安全対策への臨床データの活用などを計画している。

今後の展望

　これまで記載したように、当教室では、医療を評価し未来の医療につなげていくための臨床疫学研究と、幼少期から学童期における健診情報を用いた予防医学のための疫学研究の2つの柱を中心とした研究活動を実施するとともに、大学の枠を越えて、民間にて法人を設立し、研究の立場と事業の立場を切り分けて、個人、自治体地域、医療機関に品質の高いデータ分析を提供し、構築したデータベースを社会や研究に活用するという事業も推進している。これはまさに、医療や医学と社会をつなぐという、パブリックヘルスの実践の1つであると考えており、このようなモデルが、パブリックヘルス領域における人材のキャリアパスにも活用されていけばと願っている。

　日本では、医学部での医学教育や医療者の学位取得にかかる研究は、まだまだ実験系の基礎医学がメインであり、特に社会医学を基軸として大規模なデータベースを活用した臨床疫学研究を推進する教室は少ない。今後、このような領域における人材の輩出の拠点として新しい医学への道を拓いていくため、意識的に活動を展開していかねばならないと考えている。

　また、2018年の医療分野の研究開発に資するための匿名加工医療情報に関する法律（次世代医療基盤法）の施行もあり、今後は、個人の医療情報や健康情報を連接するようなデータベース基盤による研究も開始されていくと考えられる。各種の医療情報や健康情報を連接して縦断的に把握することで、いわば人生の健康の歴史を紡ぐライフコースデータとして、その基盤を活用したデジタルコホー

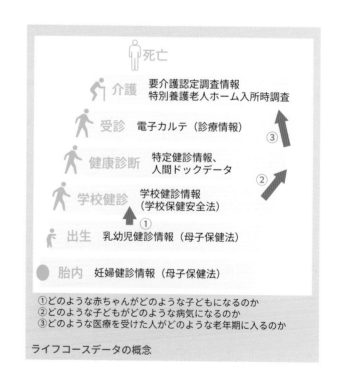

①どのような赤ちゃんがどのような子どもになるのか
②どのような子どもがどのような病気になるのか
③どのような医療を受けた人がどのような老年期に入るのか

ライフコースデータの概念

トによって新たな医学研究を実施できるようになる基盤整備と、それによる
まったく新しい予防医学研究にも全力で取り組んでいきたい。

 ## Summary

　薬剤疫学分野の教室では、各種の大規模な医療リアルワールドデータやレジストリなどのデータベースを活用して、医療を評価し未来の医療につなげていくための臨床疫学研究と、幼少期から学童期における健診情報を用いた予防医学のための疫学研究という、2つの柱を中心とした研究活動を実施している。また、教室という枠組みにとらわれず、学術学会の基盤を通じた全国活動、また、ライフコースデータの基盤の確立によるデジタルコホート研究を目指して、自治体の有する幼少期から学童期の健診情報や、医療機関由来の診療情報のデータベース構築とその利活用、政策のための科学事業、デジタルヘルス学産学共同講座の設置と発展を続けている。

 ## 文献

1）Takeuchi M, Ogura M, Minoura T, et al: Comparative effectiveness of sodium-glucose cotransporter-2 inhibitors versus other classes of glucose-lowering medications on renal outcome in type 2 diabetes. Mayo Clin Proc 95(2): 265–273, 2020.

2）Shinkawa K, Yoshida S, Seki T, et al: Risk factors of venous thromboembolism in patients with nephrotic syndrome: a retrospective cohort study. Nephrol Dial Transplant, 2020 Jul 13; gfaa134. Online ahead of print.

3）Yoshida S, Takeuchi M, et al; Japan Environment and Children's Study Group: Maternal multivitamin intake and orofacial clefts in offspring: Japan Environment and Children's Study (JECS) cohort study. BMJ Open 10(3): e035817, 2020.

4）Takeuchi K, Sato I, Takeuchi M, et al: Association between oral anticoagulants and the risk of cardiogenic thromboembolism in patients with atrial fibrillation undergoing cancer chemotherapy. Ann Clin Epidemiol 2(4): 95–106, 2020.

5）Kimura T, Takeuchi M, Kawakami K: Utilization and efficacy of palivizumab for children with Down syndrome. Pediatr Int 62(6): 677–682, 2020.

6）Ishii M, Seki T, et al; JROAD Investigators: Short-term exposure to desert dust and the risk of acute myocardial infarction in Japan: a time-stratified case-crossover study. Eur J

Epidemiol 35: 455–464, 2020.

7） Noda M, Yoshida S, Mishina H, et al: Association between maternal hypertensive disorders of pregnancy and child neurodevelopment at 3 years of age: a retrospective cohort study. J Dev Orig Health Dis 2020 Jun 18, 1–8. Online ahead of print.

8） Ide K, Yoshida S, Kimura T, et al: The general understanding and perceptions of the practical use of school health records: a questionnaire survey of parents from seven local municipalities in Japan. School Health 16: 33–42, 2020.

9） Nakashima M, Takeuchi M, Kawakami K: Effectiveness and safety of regorafenib vs. trifluridine/tipiracil in unresectable colorectal cancer: a retrospective cohort study. Clinical Colorectal Cancer 19(4): e208–e225, 2020.

10） Mizuno K, Takeuchi M, Kishimoto Y, et al: Indications and outcomes of pediatric tracheotomy: a descriptive study using a Japanese claims database. BMJ Open 9: e031816, 2019.

11） Yoshida S, Kimura T, Noda M, et al: Association of maternal pre-pregnancy weight and early childhood weight with obesity in adolescence: A population-based longitudinal cohort study in Japan. Pediatric Obesity 15(4): e12597, 2020.

12） Shinzawa M, Tanaka S, Tokumasu H, et al: Association of low birth weight with childhood proteinuria at age 3 years: a population-based retrospective cohort study. Am J Kidney Dis 74(1): 141–143, 2019.

13） Joo WJ, Ide K, Kawasaki Y, et al: Effectiveness and safety of early enteral nutrition for patients who received targeted temperature management after out-of-hospital cardiac arrest. Resuscitation 135: 191–196, 2019.

14） Takeda C, Takeuchi M, Kawasaki Y, et al: Prophylactic sivelestat for esophagectomy and in-hospital mortality: a propensity score-matched analysis of claims database. J Anesth 33(2): 230–237, 2019.

15） Kasamo S, Takeuchi M, Ikuno M, et al: Real-world pharmacological treatment patterns of patients with young-onset Parkinson's disease in Japan: a medical claims database analysis. J Neurol 266(8): 1944–1952, 2019.

16） Nakashima M, Ide K, Kawakami K: Laparoscopic versus open repair for inguinal hernia in children: a retrospective cohort study. Surg Today 49(12): 1044–1050, 2019.

17） Yamada S, Sato I, Kawakami K: A descriptive epidemiological study on the treatment options for head and neck cancer: transition before and after approval of cetuximab. Pharmacoepidemiol Drug Saf 28(3): 330–336, 2019.

18） Yamamoto-Sasaki M, Yoshida S, Takeuchi M, et al: Association between antidepressant use during pregnancy and autism spectrum disorder in children: A retrospective cohort study based on Japanese claims data. Matern Health Neonatol Perinatol 5: 1–7, 2019.

19） 川上浩司，漆原尚巳，田中司朗（監修）：ストロムの薬剤疫学，南山堂，東京，2019.

20） 川上浩司：ライフコースデータにおける母子保健，学校健診情報のデータベース化，方法とベネフィット．日本医師会総合政策研究機構：日本の医療のグランドデザイン2030，pp132-140，2019.

ゲノム解析で多様な疾患の
要因・病態を解明する

松田文彦　疾患ゲノム疫学解析分野 教授

田原康玄　疾患ゲノム疫学解析分野 特定教授

ヒトのバイオロジーを包括的に理解し、
疾病克服に貢献する

　さまざまな疾病の発症や増悪には、環境因子に加えて遺伝因子も影響する。このことは、古典的には糖尿病の家族歴が、子孫において耐糖能異常や糖尿病発症のリスク因子となることなどから広く知られてきた。このような経験知を分子レベルで解明することは、疾病の発症リスクの評価はもとより、病因の解明や病態の理解、よりよい治療方法の選択など、予防・医療の高度化に大きく貢献する。特に、研究者の先入観に依存しない網羅的なゲノム解析からは、未知の原因遺伝子が同定されることが期待され、その発見は、従来の生理・生化学的なナレッジに基づいた研究では得られなかった知見を獲得する、大きな手がかりとなる。

　ゲノム情報疫学分野では、さまざまな疾患の遺伝因子や、遺伝因子と臨床表現型との間に介在する低分子化合物や代謝物、脂質、ペプチドなどの網羅的解明から、ヒトのバイオロジーを包括的に理解することで、疾病の克服に貢献することを目指している。

教育・研究基盤を整え、難病研究、
遺伝子解析研究を推進

　ゲノム情報疫学分野は、社会健康医学系専攻の協力講座として、「統計遺伝学」「ゲノム科学と医療」「フィールドワーク」の講義を担当してきた。

　「統計遺伝学」では、基礎数学、統計解析の基礎、応用統計解析を学習の柱に、メンデル遺伝から複合遺伝性疾患まで、幅広い疾患の統計解析に必要な知識と技術の習得を目指した講義と演習を展開してきた。「ゲノム科学と医療」では、ゲノム科学技術が発展し、DNAシークエンスを比較的安価に

実現できるようになった現代において、ゲノム科学の発展が21世紀の医療にいかなるインパクトを与えるのか、最新の研究成果とその臨床応用について、多くの専門家を招いた講義を行っている。「フィールドワーク」では、社会医学的な課題の解明に欠かすことができない精度の高い一次データをいかに収集するか、この、疫学を学ぶ上で基本となる学識を、医学研究科が取り組むコホート研究（ながはまコホート）での実習を通じて、学ぶ機会を提供してきた。

　このような教育を実践するための基盤として、最新の遺伝子解析装置や生体試料の分析装置、大型計算機を揃えるとともに、特に内科系の希少難病を中心に、原因遺伝子の探索に取り組んできた。最近では、日本医療研究開発機構（AMED）および厚生労働省の難病研究班が収集した臨床情報や生体試料から得られた情報を集約する情報統合基盤「難病プラットフォーム」を構築・運営し、集約したデータのシェアリングや二次利用を通じて、わが国の難病研究や難病医療の推進に貢献している。

　一方、滋賀県長浜市民1.2万人を対象とした"ながはまコホート"では、わが国初の本格的ゲノムコホートとして、医学研究科の基礎・臨床・社会医学23講座が連携し、さまざまな臨床情報を収集している。また、収集した

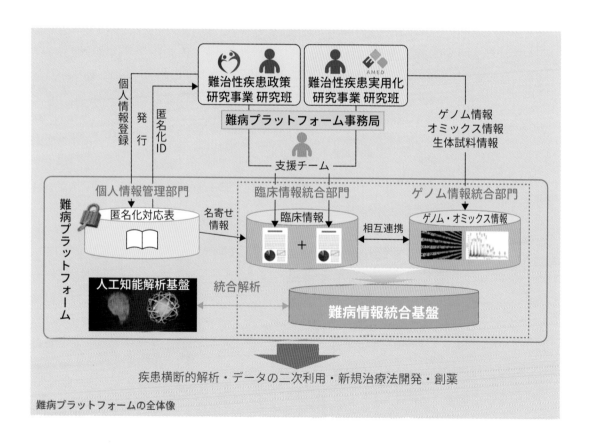

難病プラットフォームの全体像

生体試料の網羅的オミックス解析やゲノム網羅的多型解析、次世代シークエンス技術を駆使した全ゲノム解析などから、多様な疾患の病因・病態解明に取り組んできた。ゲノムやオミックス解析の一部の成果は、Human Genetic Variation Databaseを通じて広く公開することで、世界の疾患遺伝子解析研究に間接的に貢献している。

今後の展望

　これまでの疫学研究の成果として、生活習慣病や循環器疾患をはじめとする多因子疾患のマクロなリスク因子はおおむね明らかになったが、それだけでは疾患の発症リスクを十分に説明できない。ヒトゲノムを解析することで、未解明のリスク因子が同定されることも期待されたが、満足のいく成果は得られていない。このことは、ヒトの遺伝的多様性から疾患までをつなぐパスウェイを、生体試料の網羅的分析や中間臨床形質などを駆使したオミックス解析から明らかにすることでしか、病因・病態解明を深化させることはできないことを裏付けている。そのような新しいアプローチから得られる成果は、個人ごとに異なる病態の詳細な理解に基づいた治療方法の選択や、潜在的なリスク度を子細に把握した上での予防対策など、新しい臨床医療・予防医療を実現する上で基盤となる。

　ゲノム情報疫学分野では、ヒトのバイオロジーを分子レベルで理解することで病因解明や病態理解に貢献し、もってパブリックヘルスの発展に寄与していく。このことは希少難病についても同様であり、ゲノム解析やオミックス解析から未診断疾患の解明を支援し、より適切な治療方法の選択を可能とすることで難病医療に貢献することも、パブリックヘルスの向上において重要な役割と考えている。

Summary

　ゲノム情報疫学分野では、さまざまな疾患の遺伝因子や、遺伝因子と臨床表現型との間に介在する低分子化合物や代謝物、脂質、ペプチドなどの網羅的解明から、ヒトのバイオロジーを包括的に理解することで、疾病の克服に貢献することを目指している。具体的には、希少難病患者や地域住民を対象にさまざまな疾患のゲノム・オミックス解析を行うとともに、社会健康医学系専攻の協力講座として、それらの研究基盤や研究成果を活用した教育研究を担ってきた。

　さまざまな疾患において、その病因や病態は未解明の部分が多い。ヒトの遺伝的多様性から疾患までをつなぐパスウェイを、生体試料の網羅的分析や中間臨床形質などを駆使した解析から明らかにすることで、パブリックヘルスの向上に貢献していく。

 文献

1） Terao C, Ota M, Iwasaki T, et al: IgG4-related disease in the Japanese population: a genome-wide association study. Lancet Rheumatol 1(1): e14–22, 2019.

2） Furusawa Y, Yamaguchi I, Yagishita N, et al: National platform for Rare Diseases Data Registry of Japan. Learn Health Sys 3: e10080, 2019.

3） Sato Y, Tsukaguchi H, Morita H, et al: A mutation in transcription factor MAFB causes focal segmental glomerulosclerosis with Duane retraction syndrome. Kidney Int 94(2): 396–407, 2018.

4） Kawaguchi S, Higasa K, Yamada R, et al: Comprehensive HLA typing from a current allele database using next-generation sequencing data. Methods Mol Biol 1802: 225–233, 2018.

5） Kawaguchi T, Shima T, Mizuno M, et al: Risk estimation model for nonalcoholic fatty liver disease in the Japanese using multiple genetic markers. PLoS One 13(1): e0185490, 2018.

6） Miyajima M, Zhang B, Sugiura Y, et al: Metabolic shift induced by systemic activation of T cells in PD-1-deficient mice perturbs brain monoamines and emotional behavior. Nat Immunol 18(12): 1342–1352, 2017.

7） Imaizumi A, Adachi Y, Kawaguchi T, et al: Genetic basis for plasma amino acid concentrations based on absolute quantification: a genome-wide association study in the Japanese population. Eur J Hum Genet 27(4): 621–630, 2019.

8） Rodriguez-Martinez A, Posma JM, Ayala R, et al: J-Resolved 1H NMR 1D-Projections for large-scale metabolic phenotyping studies: application to blood plasma analysis. Anal Chem 89(21): 11405–11412, 2017.

9） Kawaguchi S, Higasa K, Shimizu M, et al: HLA-HD: An accurate HLA typing algorithm for next-generation sequencing data. Hum Mutat 38(7): 788–797, 2017.

10） Higasa K, Ogawa A, Terao C, et al: A burden of rare variants in BMPR2 and KCNK3 contributes to a risk of familial pulmonary arterial hypertension. BMC Pulm Med 17(1): 57, 2017.

11） Oishi M, Oishi A, Gotoh N, et al: Next-generation sequencing-based comprehensive molecular analysis of 43 Japanese patients with cone and cone-rod dystrophies. Mol Vis 22: 150–160, 2016.

12） Higasa K, Miyake N, Yoshimura J, et al: Human Genetic Variation Database (HGVD), a reference database of genetic variations in the Japanese population. J Hum Genet 61(6): 547–553, 2016.

13） Sonomura K, Kudoh S, Sato TA, et al: Plasma lipid analysis by hydrophilic interaction liquid chromatography coupled with electrospray ionization tandem mass spectrometry. J Sep Sci 38(12): 2033–2037, 2015.

14） Oishi M, Oishi A, Gotoh N, et al: Comprehensive molecular diagnosis of a large cohort of Japanese retinitis pigmentosa and Usher syndrome patients by next-generation sequencing. Invest Ophthalmol Vis Sci 55(11): 7369–7375, 2014.

15） Okada Y, Wu D, Trynka G, et al: Genetics of rheumatoid arthritis contributes to biology and drug discovery. Nature 506(7488): 376–381, 2014.

日本の臨床研究の発展に寄与する研究者を育成する

川上浩司　臨床研究者養成（MCR）コース ディレクター / 薬剤疫学 教授

後藤禎人　社会健康医学系専攻 特定助教

臨床医・歯科医を対象に
1年間で集中的に学習できる特別プログラム

臨床研究者養成（Master program for Clinical Research: MCR）コースは、医学研究科社会健康医学系専攻（SPH）に設置された特別プログラムであり、臨床医・歯科医を対象にした1年制のプログラムである。このプログラムは、文部科学省による専門職大学院制度を活用して、1年間で臨床研究に必要な系統講義と実習を集中的に学習できるように設計されている。

MCRコースは、個人や集団を単位にした臨床研究を推進、活躍する研究者を育成するための、わが国で初めての本格的な教育課程として、2005年に、初代ディレクターの福原俊一名誉教授を中心に、医療疫学、健康情報学、予防医療学、医療経済学の4分野によってカリキュラムを構成し、研究指導を開始した。これまでのSPHの科目に加え、MCR限定科目（5科目）を追加して開始されている。その後、2006年に薬剤疫学、2010年からは健康増進・行動学分野も参画し、6分野で運営を行っている。2008年には、文部科学省への学生定員の概算要求により、臨床情報疫学分野として組織体が正式に認められ、また、2014年からは、文部科学省の課題解決型高度人材育成事業にて、全国の臨床医を対象とした遠隔学習プログラムである、MCRエクステンションも実施された。

受講生自身が研究を遂行し、論文発表できることが目標

カリキュラムの特徴
1）集中的な授業実習

臨床研究の基本（理論、知識、方法、実践スキル）を1年間で体系的に学

習できるよう、全体のカリキュラムが構成されている。また、各科目間に連続性や有機的な関連性をもたせて全体のカリキュラムがデザインされている。実際の研究計画策定や研究の実施、データ解析など、個人指導を受けながら、実学として学習することを重視しており、原則として1年間京都大学に通学する必要がある。加えて、SPHではMCR必須科目以外に多くの選択科目が提供されており、学生は自由に、これらのほとんどすべての科目を履修することができる。

2）個別指導（メンタリング）の重視

　本コースの学生には、入学時に1〜2名の個別指導担当教員（メンター）を決定する。メンタリングは、個々の学生の研究プロトコールの作成や既存データの二次解析の指導、および実際の研究計画実施上の指導を行う。研究の種類や内容にもよるが、複数の異なる領域の専門家が、必要に応じて2名の指導教員となることもある。個別指導は、本コース在学期間のみでなく、双方の合意のもとに、修了後も研究実施、結果解析、論文作成まで継続的に行うことを念頭につくられている。

3）修了時の課題研究発表と試問

　本コース修了時に、すべての学生は、自分の臨床上の疑問に基づく臨床研究を完成させ（研究プロトコールも認める）、発表会で試問を受け、合格する必要がある。

学習達成目標

①臨床研究を支える種々の基本理論、知識、実践技術に習熟する。
②自分の臨床上の疑問をリサーチ・クエスチョンに構造化し、研究実施計画を作成する、研究の実施・マネジメント、得られたデータの基本的な解析処理、結果の解釈、論文にまとめる、などの一連の作業を独力あるいは協同してできる。
③自分の臨床研究の計画・実施・解析・解釈の過程で生じる疑問について、適切な時期に、適切な専門家に、適切な内容のコンサルテーションができる。

カリキュラムのハイライト：臨床研究計画法

　臨床研究計画法（ⅠおよびⅡ）は、2014（平成26）年度までは研究プロトコール作成マネジメント法と表記されており、通称プロマネとも呼ばれるMCRコースのハイライト科目である。

　臨床研究は、教科書や授業から得た知識からのみではできず、研究の計画・運営には実践的なノウハウや経験が必要である。当科目は、臨床研究を

MCRコース科目等一覧（2020年度例）

区分	A	科目名	期間	時限	単位	担当教員
必修	限定	臨床研究計画法Ⅰ	前期	月5	1	川上教授（責）、MCR全教員
		文献評価法		月4	1	中山教授（責）
		医療統計学		火2	2	佐藤教授（責）
	限定	臨床医療の経済評価		水4	1	今中教授（責）、佐々木准教授
		臨床試験		水5	2	田中教授（責）
	限定	臨床研究計画法演習Ⅰ		木4	1	山本准教授（責）、担当教員
		疫学Ⅱ（研究デザイン）		金1	1	福原教授（責）
		疫学Ⅰ（疫学入門）		金3・4	1	中山教授（責）、佐藤教授
	限定	臨床研究計画法Ⅱ	後期	月5	1	川上教授（責）、MCR全教員
選択	限定	系統的レビュー	通年	月1・2	（2）	渡辺准教授（責）
	限定	データ解析法特論	前期	月6	（1）	山本准教授（責）
	限定	EBM・診療ガイドライン特論	後期	金3	（1）	中山教授（責）
	限定	臨床研究計画法演習Ⅱ		月4	（1）	山本准教授（責）担当教員
	限定	臨床研究データ管理学		木5	（1）	竹内准教授（責）
	限定	臨床研究特論		月6	（2）	石見教授（責）
				単位合計	11（19）	

限定：MCR限定科目（MCR専科生・MCR受講生以外の者は受講できない）

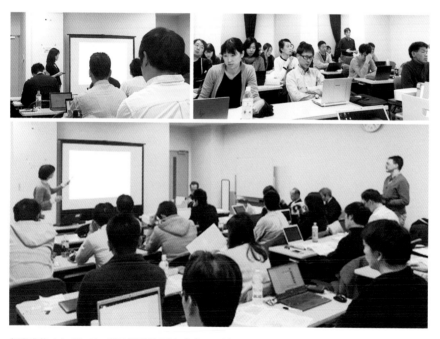

毎週実施されている、臨床研究計画法（プロマネ）の風景

MCRコースの受講方法

	専門職学位課程		博士後期課程	博士課程 （医学専攻）
	MCR	2年制MPH		
区分	専科生	受講生（年限の1年のみ）		
目標	臨床研究の基本 能力の習得	臨床研究の計画 実施能力の習得	独力で研究を完遂し 論文化する力を習得	
年限	1年	2年	3年	4年
受講要件	臨床経験2年以上の医師または歯科医師			
社会人	身分を残したまま入学可（ただし休職は必要）			不可
修了要件	1年目修了時 課題研究発表	2年目修了時 課題研究発表	博士論文の発表および審査	
授与学位	MPH	MPH	Dr.PH：博士 （社会健康医学）	PhD：博士 （医学）

実際に計画・運営する際に必要な知識・技能を習得することを目的としている。また、教員が行ってきた臨床研究を素材として、プロトコールを作成し、研究を運営する上で必要な具体的手法やこつを学ぶ。教員やMCR修了者による研究体験談も交えて、研究を行った動機、今だったら行う統計解析法、投稿先の選び方、論文査読者からの注文など、論文採択までの苦労話も紹介する。それらを追体験し、学生自身が行う研究に反映させることを狙っている。毎回の講義ではプロトコール発表検討会を行う。毎回、MCR教員と院生の全員参加を原則とし、院生発案によるリサーチ・クエスチョン（RQ）や臨床研究プロトコールについて、相互に形成的な検討、評価、フィードバックすることを通じて研究計画の質や実施可能性を向上させる。

MCRコースの受講方法

　現在、MCRコースの受講には4通りの入り口が準備されている。それぞれの学位課程と卒業までの要件を示す。現在は、専科生よりも受講生のほうが多くなり、定員に余裕がある場合には、京都大学内部の臨床講座、京都大学関係病院の臨床医、他大学からの特別聴講学生も、このプログラムを受講できるようになっている。

実績

1）研究業績

　MCR受講生（卒業生を含む）による英文原著論文の発信は、2005年から2019年12月までで、英文原著論文総数1,417編を数え、国際学会発表数は425回となっている。

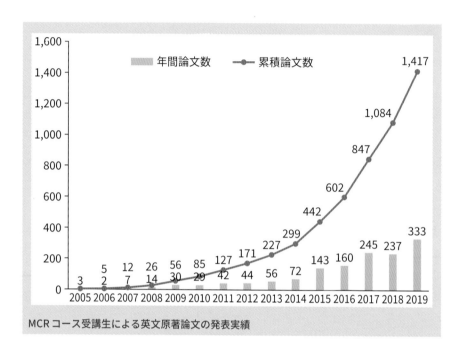

MCRコース受講生による英文原著論文の発表実績

MCRコース修了者数

学位課程		人数
MCR専科生		64
受講生		165
社会健康医学系専攻	専門職学位課程	47
社会健康医学系専攻	博士後期課程	28
医学研究科	博士課程	89
科目等履修コース		1

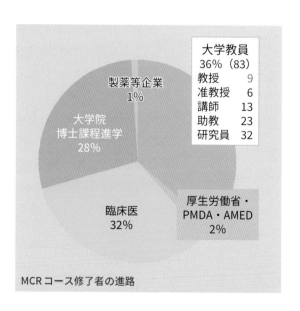

MCRコース修了者の進路

2）修了者数と進路

　MCRプログラム修了者は、2005年に1期生を5名、2019年度に15期生を迎え、以下のように全229名がMCR教育プログラムを修了した。

　MCRコース修了生の進路は、大学教員などが約36%、臨床へ復帰する医師が約32%、博士課程への進学が約28%だった。これまで多くの臨床研究者を輩出し、現在は、その卒業生が全国の医学部などで指導的な立場となりはじめている。

今後の展望

　2005年にMCRプログラムが開設されて以来、ファウンディングディレクターとして本プログラムを牽引されてきた福原俊一名誉教授のご退任を受けて、2020年度から、川上浩司（薬剤疫学）がディレクターを引き継いだ。設置以来15年間、臨床研究を実施したいという学内外の若手医師に対するMCRのインパクトは凄まじいもので、医学研究によって医療をよりよくしたいがその手法がわからないと悶々としている医師（歯科医を含む）にとって、臨床研究の基礎や各種領域を学び、自身で研究を遂行し論文を発表するという痒い所に手が届くようなプログラムはたいへん魅力的であり、これまで多くの医師が、人生の一時期を京都での大学院生活にコミットするという、人生を賭けた重要な意思決定をしてきたと思う。そして、私たち教員は、その期待に応えるべく講義の提供と研究指導を行い、そして何よりも、分野横断的にさまざまな専門性をもった教員からの意見を得る機会となるプロマネを通じて、教員や大学院生の一体感、文化の醸成に寄与してきたと自負している。

　毎年実施しているMCRコースを履修した学生調査結果でも、履修学生たちからの高い満足度の表明はさることながら、MCRコースのこれまでの教育体制の維持と、さらなるアウトリーチ（集中講義など）への期待の声が多くみられた。今後、パブリックヘルスの一領域として他分野とも連携しつつ、人生の一時期にコミットして場合によっては遠方からMCRに参加する大学院生たちの期待にさらに応えて想像以上の研究成果を出していくこと、そして日本における質の高い臨床研究を発出するとともに、修了生たちが各地で臨床研究基盤の拡大再生産の核となっていただくことを大目標として、次年度以降も教員一丸となってMCRを運営していければと考えている。

Summary

　臨床研究者養成（Master program for Clinical Research: MCR）コースは、医学研究科社会健康医学系専攻に設置された特別プログラムであり、臨床医・歯科医を対象にした1年制のプログラムである。このプログラムは、1年間で臨床研究に必要な系統講義と実習を集中的に学習できるように設計されている。特に、受講生が自らの研究の発表を行い、学生同士および教員との議論を通じて研究をブラッシュアップしていく臨床研究計画法（プロマネ）は、コースのハイライトとなっている。MCRコースには専攻内の6分野が参画し、2005年以降、これまでに229名がコースを修了し、英文原著論文総数1,417編、国際学会発表数は425回となっている。修了生からは教授も9名輩出されており、今後、日本における臨床研究の発展にますます寄与していくべく邁進していく。

 文献

1）Sugioka T, Hayashino Y, Konno S, et al: Predictive value of self-reported patient information for the identification of lumbar spinal stenosis. Fam Pract 25(4): 237–244, 2008.

2）Hasegawa T, Elder SJ, Bragg-Gresham JL, et al: Consistent aspirin use associated with improved arteriovenous fistula survival among incident hemodialysis patients in the dialysis outcomes and practice patterns study. Clin J Am Soc Nephrol 3(5): 1373–1378, 2008.

3）Nojo T, Imanaka Y, Ishizaki T, et al: Lung cancer incidence in middle-aged men estimated by low-dose computed tomography screening. Lung Cancer 65(1): 56–61, 2009.

4）Yamamoto Y, Hayashino Y, et al; J-DOPPS Research Group: Depressive symptoms predict the future risk of severe pruritus in haemodialysis patients: Japan Dialysis Outcomes and Practice Patterns Study. Br J Dermatol 161(2): 384–389, 2009.

5）Kakudate N, Morita M, Yamazaki S, et al: Association between self-efficacy and loss to follow-up in long-term periodontal treatment. J Clin Periodontol 37(3): 276–282, 2010.

6）Hasegawa T, Bragg-Gresham JL, Pisoni RL, et al: Changes in anemia management and hemoglobin levels following revision of a bundling policy to incorporate recombinant human erythropoietin. Kidney Int 79(3): 340–346, 2011.

7）Kobayashi Y, Kudo SE, Miyachi H, et al: Clinical usefulness of pit patterns for detecting colonic lesions requiring surgical treatment. Int J Colorectal Dis 26(12): 1531–1540, 2011.

8）Fukuma S, Yamaguchi T, Hashimoto S, et al: Erythropoiesis-stimulating agent responsiveness and mortality in hemodialysis patients: results from a cohort study from the dialysis registry in Japan. Am J Kidney Dis 59(1): 108–116, 2012.

9） Honda M, Wakita T, Onishi Y, et al: Development and validation of a symptom scale to evaluate postoperative patients with esophagogastric cancer. J Am Coll Surg 219(5): 895–903, 2014.

10） Iwami T, Kitamura T, Kiyohara K, et al: Dissemination of chest compression-only cardiopulmonary resuscitation and survival after out-of-hospital cardiac arrest. Circulation 132: 415–422, 2015.

11） Tominari S, Morita A, Ishibashi T, et al: Prediction model for 3-year rupture risk of unruptured cerebral aneurysms in Japanese patients. Ann Neurol 77(6): 1050–1059, 2015.

12） Tajika A, Ogawa Y, Takeshima N, et al: Replication and contradiction of highly cited research papers in psychiatry: 10-year follow-up. Br J Psychiatry 207(4): 357–362, 2015.

13） Kitamura T, Kiyohara K, Sakai T, et al: Public-access defibrillation and out-of-hospital cardiac arrest in Japan. N Engl J Med 375(17): 1649–1659, 2016.

14） Akizawa T*, Kurita N*, Mizobuchi M, et al: PTH-dependence of the effectiveness of cinacalcet in hemodialysis patients with secondary hyperparathyroidism. (*co-first authors) Sci Rep 6: 19612, 2016.

15） Kimura T, Takeuchi M, et al; Neonatal Research Network of Japan: Neurodevelopment at 3 years in neonates born by vaginal delivery versus Cesarean section at <26 weeks of gestation: retrospective analysis of a nationwide registry in Japan. Neonatology 112(3): 258–266, 2017.

16） Hara T, Kimachi M, Ikenoue T, et al: Intra-dialytic hemoglobin changes and cardiovascular events: a cohort study on Dialysis Outcomes and Practice Patterns in Japan (J-DOPPS). Am J Nephrol 50(4): 272–280, 2019.

17） Izawa J, Komukai S, Gibo K, et al: Pre-hospital advanced airway management for adults with out-of-hospital cardiac arrest: nationwide cohort study. BMJ 364: l430, 2019.

18） Seki T, Aki M, Kawashima H, et al: Electronic health record nested pragmatic randomized controlled trial of a reminder system for serum lithium level monitoring in patients with mood disorder: KONOTORI study protocol. Trials 20: 706, 2019.

19） Joo WJ, Ide K, Kawasaki Y, et al: Effectiveness and safety of early enteral nutrition for patients who received targeted temperature management after out-of-hospital cardiac arrest. Resuscitation 135: 191–196, 2019.

20） Funada S, Tabara Y, Negoro H, et al: Longitudinal analysis of bidirectional relationships between nocturia and depressive symptoms: the Nagahama Study. J Urol 203(5): 984–990, 2020.

よりよい臨床試験の拡充のために臨床統計家を育成する

田中司朗　　臨床統計家育成コース 特定教授

今井　徹　　臨床統計家育成コース 特定助教

臨床試験の方法論や統計家の行動基準を身につけたプロフェッショナルを育成

　臨床統計学（clinical biostatistics）は、臨床試験でどのようにデータを集めるか（研究計画）、どのように解析するか（統計解析）といった方法論を提供する科学である[1]。臨床試験は医薬品開発や標準治療確立などのために行われる[2]ので、よりよい治療を提供するために臨床統計学は重要な役割を果たしている。また、医薬品の有効性・安全性に関する解析結果は患者の命に関わる問題につながる可能性があるため、臨床統計学の専門家である臨床統計家は、統計学だけではなく臨床試験の方法論や統計家の行動基準を身につけたプロフェッショナルが求められる[3]。

　臨床統計家育成コースは、このような臨床統計家を育成するため、AMED（日本医療研究開発機構）生物統計家育成支援事業として2018（平成30）年度から学生受け入れを始めた。臨床統計家育成コースでは、京都大学大学院医学研究科社会健康医学系専攻（SPH）の座学的教育に加え、京都大学医学部附属病院・国立循環器病研究センターでの on the job training による臨床研究に関する実地研修を行っている。また、この2施設以外にも、統計基礎教育では統計数理研究所・大阪大学・岩手医科大学、実地研修では北海道大学病院・神戸大学医学部附属病院、審査実習では医薬品医療機器総合機構と協力して教育を行っている。

臨床統計学の新たな研究手法の開発

　本稿では、臨床統計学の最前線のトピックとして、いくつかの研究紹介を行う。

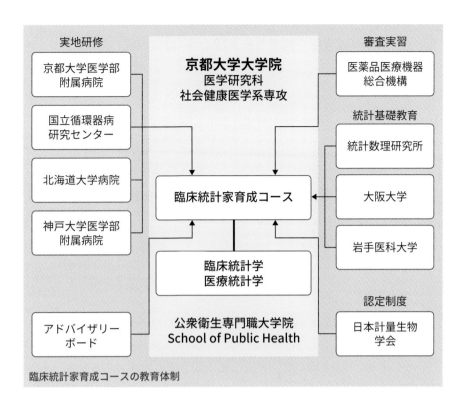

臨床統計家育成コースの教育体制

臨床試験結果の一般化可能性

　治療の有効性を検証する手段として、治療群と対象群にランダムに割り振るランダム化臨床試験（randomized clinical trial: RCT）が行われる。RCTでは、ランダム化により未観測のものを含めた交絡の影響を制御することが可能となり、試験対象集団に対する高い内的妥当性を確保できる。しかし、患者のリスクを最小化するため、治療に対するリスクが高い高齢者や合併症をもつ患者は、除外基準によりRCTに参加しない。したがって、これらの患者を除外したRCTで得られた結果が、実臨床での治療対象集団で期待される効果を正しく評価できているかわからないため、RCTの結果の一般化可能性についての研究がなされている[4~7]。RCTの結果の一般化可能性の検討には、RCTで除外される患者を含めた観察研究の情報が用いられることが多いが、観察研究は未観測の交絡をはじめとしたさまざまな要因によるバイアスがある。

　これに対し、RCTと観察研究の両方が行われている状況で、RCTの結果の高い内的妥当性を保ちながら観察研究の情報を用いて治療効果を推定する、交差デザイン統合法という方法がある[8]。交差デザイン統合法では、治療対象集団の平均的な治療効果を知るために、RCTでの治療効果と観察研究の情報から除外集団における臨床試験の治療効果を推定する[7,8]。

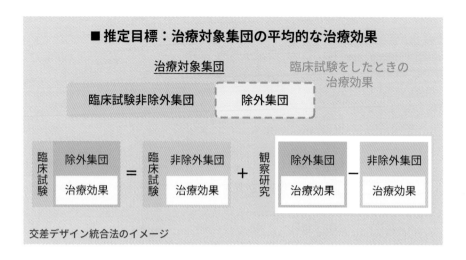

■推定目標：治療対象集団の平均的な治療効果

治療対象集団　　　　　　臨床試験をしたときの
　　　　　　　　　　　　　　治療効果

臨床試験非除外集団　　　除外集団

| 臨床試験 | 除外集団 治療効果 | = | 臨床試験 | 非除外集団 治療効果 | + | 観察研究 | 除外集団 治療効果 | 非除外集団 治療効果 |

交差デザイン統合法のイメージ

　ここからは、臨床統計家育成コースの課題研究で行った研究[7]を紹介する。実データとして、内視鏡的粘膜下層剥離術後の人工潰瘍からの出血予防に対するある薬剤の効果について、抗血栓薬内服を除外基準としたRCTと観察研究を用いた検討を行った。このデータは2値アウトカムであるが、交差デザイン統合法の既存研究では連続アウトカムに対する性能評価のみ行っており、2値アウトカムに対する性能評価がされていなかったため、まず2値アウトカムに対するシミュレーションによる性能評価を行った。この性能評価により、2値アウトカムに対する交差デザイン統合法は、既存研究での連続アウトカムの性能とおおむね同等であることが確認できた。2値アウトカムに対する性能評価後には、実データを用いて除外集団における薬剤の治療効果の推定を行い、結果の解釈を行った。

　この課題研究を通して、交差デザイン統合法を用いることの条件について別の課題もみつかり、今後もさらなる手法開発が必要であることがわかったため、現在も引き続き研究に取り組んでいる。

モデル評価

　統計解析において統計モデルを用いることが、しばしばある。妥当だと思われる統計モデルが複数考えられるときに、各統計モデルの妥当性を評価し、もっともよい統計モデルを探索することをモデル選択と呼ぶ。モデル選択のためのモデル妥当性評価で有名なものとして、赤池情報量規準（Akaike Information Criterion: AIC）やベイズ情報量規準（Bayesian Information Criterion: BIC）がある[9,10]。AICやBICはさまざまな統計分野で幅広く用いられており、臨床試験でもよく用いられている。

　このAICやBICが理論的な妥当性をもつには、正則条件と呼ばれる数学

的な条件がある。臨床統計学で従来から用いられている古典的な統計モデルであれば正則条件をもつが、最近用いられている統計モデルでは、この正則条件をもたないことがある。そのような統計モデルに対しては、AICやBICを用いる理論的な妥当性がない。たとえば、患者群の異質性を表現するため、いくつかの分布を混合した混合分布を用いたモデリングを検討することがあるが、この場合は正則条件をもたないため、AICやBICを用いたモデル評価は理論的な妥当性を失ってしまう。

このような正則条件をもたなくても、ゆるやかな条件のもとで理論的な妥当性のある、渡辺赤池情報量規準（Watanabe-Akaike Information Criterion: WAIC）や、広く使えるベイズ情報量規準（Widely applicable Bayesian Information Criterion: WBIC）、特異ベイズ情報量規準（singular Bayesian Information Criterion: sBIC）が近年提案された[11~13]。ベイズ情報量規準系のWBICとsBICを比較すると、sBICが計算できるのであればsBICのほうが性能はよいことが報告[13]されている。しかし、sBICを計算するには、実対数閾値と呼ばれる実務的な統計家では計算が不可能な数学的な値を知っていなければならず、実務的に使えるモデル選択の指標ではなかった。この問題に対し、臨床統計家をはじめ実務的な統計家でも使えるように、実対数閾値を推定し、その推定値をもとにsBICを計算する、広く使える特異ベイズ情報量規準（Widely applicable singular Bayesian Information Criterion: WsBIC）の提案を行った[14]。

臨床統計学と機械学習

統計モデルのなかでも、主に予測アルゴリズムを主眼においた機械学習と呼ばれる分野がある。現在においては統計学と機械学習の分野の違いはほとんどなく、同じ統計モデルに対して両分野がそれぞれ研究を行っていることもある。たとえば、モデル評価の例でもあげた、異質性を表現するための混合分布は、統計学と機械学習のそれぞれの分野で研究が行われている。また、AIC、BIC、sBICは統計学の雑誌に掲載されているが、WAIC、WBICは機械学習の雑誌に掲載されているなど、モデ

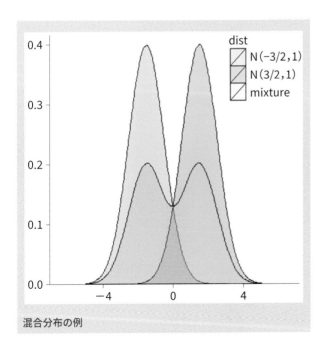

混合分布の例

ル評価に関する研究も両分野で研究されている。

　画像認識自体は、機械学習の分野で昔から行われてきた。深層学習（deep learning）は、機械学習アルゴリズムの1つである。深層学習のなかでも、画像処理に特化した畳込みニューラルネットワーク（Convolutional Neural Network: CNN）と呼ばれるアルゴリズムが、画像認識で使われるモデルとして有名である。2015年には一般の画像認識タスクにおいて、CNNのほうが人間の識別より高い性能が出るようになった[15]。深層学習を用いた医療画像の研究も、2015年からCNNを用いた論文が急激に増えてきている[16]。

　Medical Image Computing and Computer-Assisted Intervention（MICCAI）という、医療画像を扱う有名な国際会議で提案されたU−Net[17]と呼ばれる深層学習のネットワーク例を図に示す。現在では、単純に予測精度を上げようという試みだけではなく、入力画像のどの部分をみて予測をしたかなど、深層学習の説明可能性についての研究も盛んに行われている。

　画像認識以外の機械学習と臨床統計学の関わりがあるトピックとして、従来は機械学習の分野で少し違うフレームワークで扱われていたが、近年、臨床統計学の研究で扱われている動的治療レジメンがある[18]。これは個別化医療の1つとして、各患者の治療を、患者の背景や治療歴およびそのレスポンスから適応的に選択するというものである。この治療方針を決める問題は、数学的な設定としては機械学習分野のなかの強化学習の問題として、昔から研究されてきた。ただし、従来の強化学習で研究されてきた仮定と異なる点もあり、従来の強化学習の研究結果の単純適用だけではうまくいかず、動的治療レジメンは新たな臨床統計学の分野として現在も研究がされている。臨

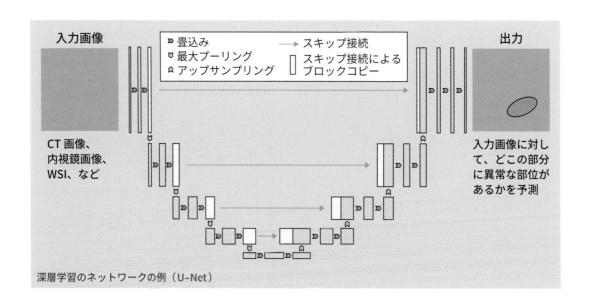

深層学習のネットワークの例（U−Net）

床統計家育成コースでも、動的治療レジメンのためのモデル評価について研究を行っている[19]。

今後の展望

　本稿では、臨床試験における臨床統計家の役割、京都大学における臨床統計家の育成、そして臨床統計学の研究のいくつかを紹介した。臨床統計家育成コース出身の臨床統計家が増えることで、よりよい臨床試験の拡充、そして臨床統計学のさらなる発展が期待される。

　また、本稿では医療画像の研究や強化学習を用いた動的治療レジメンを紹介したが、今後も技術発展に伴い、現在では扱われていない課題を扱うことになることが起きうるであろう。そのような新しい課題が現れたときにも対応できるような、統計学の基礎力や問題解決能力を培っていくことも大事なことである。臨床統計家育成コースでも、そのような基礎力・能力を身につけられるように育成を行いたい。

Summary

　臨床統計学とは、臨床試験における研究計画および統計解析といった方法論を提供する学問である。科学的・倫理的に適切な臨床試験を行うために臨床統計家を育成していくことは重要である。

　さまざまな技術の発展により、画像データなど従来の臨床統計学ではあまり使われていなかったデータの活用や、機械学習をもとにした治療方法の提案などが徐々にされるようになってきている。これらの新しいデータ活用や、別分野からの技術融合のために臨床統計学の新規手法も研究開発されており、今後も新たなデータや課題に対して適切な問題解決ができることを目指していく。

文献

1）京都大学大学院医学研究科社会健康医学専攻臨床統計家育成コース：コース概要.
https://www.cbc.med.kyoto-u.ac.jp/about/（最終閲覧日：2020年9月30日）

2）大橋靖雄，荒川義弘（編）：臨床試験の進め方，南江堂，東京，2006.

3）田中司朗，相田麗，今井匠，ほか：臨床統計家育成の諸問題．統計数理66（1）：49–62，2018.

4）Kaizar EE: Estimating treatment effect via simple cross design synthesis. Stat Med 30(25): 2986–3009, 2011.

5）Pressler TR, Kaizar EE: The use of propensity scores and observational data to estimate randomized controlled trial generalizability bias. Stat Med 32(20): 3552–3568, 2013.

6）Greenhouse JB, Kaizar EE, Kelleher K, et al: Generalizing from clinical trial data: a case study. The risk of suicidality among pediatric antidepressant users. Stat Med 27(11): 1801–1813, 2008.

7）日髙優：交差デザイン統合法を用いた臨床試験結果の一般化可能性の検討．京都大学大学院医学研究科社会健康医学系専攻専門職学位課程課題研究報告集，pp345–354，2020.

8）U.S. General Accounting Office: Cross-design Synthesis: A New Strategy for Medical Effectiveness Research, U.S. General Accounting Office, Washington DC, 1992.

9）Akaike H: Information theory and an extension of the maximum likelihood principle. *In*: Petrov BN, Caski F(eds): Proceedings of the 2nd International Symposium on Information Theory, pp267–281, Akadimiai Kiado, Budapest, 1973.

10）Schwarz G: Estimating the dimension of a model. Ann Statist 6(2): 461–464, 1978.

11）Watanabe S: Asymptotic equivalence of bayes cross validation and widely applicable information criterion in singular learning theory. J Machine Learning Research 11, 3571–3594, 2010.

12）Watanabe S: A widely applicable Bayesian information criterion. J Machine Learning Research 14: 867–897, 2013.

13）Drton M, Plummer M: A Bayesian information criterion for singular models. Journal of the Royal Statistical Society: Series B (Methodological) 79(2): 323–380, 2017.

14）Imai T: Estimating real log canonical thresholds. arXiv preprint arXiv:1906.01341, 2019.

15）He K, Zhang X, Ren S, et al: Delving Deep into Rectifiers: Surpassing Human-Level Performance on ImageNet Classification. 2015 IEEE International Conference on Computer Vision (ICCV), pp1026–1034, Santiago, 2015.

16）Litjens G, Kooi T, Bejnordi BE, et al: A survey on deep learning in medical image analysis. Med Image Anal 42: 60–88, 2017.

17）Ronneberger O, Fischer P, Brox T: U-Net: Convolutional Networks for Biomedical Image Segmentation. *In*: Navab N, Hornegger J, Wells W, et al(eds): Medical Image Computing and Computer-Assisted Intervention – MICCAI 2015, Lecture Notes in Computer Science, vol 9351, Springer, Cham, 2015.

18）Chakraborty B, Moodie EE: Statistical Methods for Dynamic Treatment Regimes, Springer, New York, 2013.

19）宮﨑直己：最適な動的治療レジメン推定におけるモデル評価指標の比較．京都大学大学院医学研究科社会健康医学系専攻専門職学位課程課題研究報告集，pp365–374，2020.

Chapter II

医療と社会を
つなぐために

各分野・コースの取り組み
2 健康管理学講座

健康・医療・介護の未来づくり
―医療経済学・医療システム研究の役割

今中雄一　医療経済学分野 教授

健康医療介護システムの質、効率、公正の向上に貢献する

　超少子・超高齢化、低成長、財政逼迫のもと、健康医療介護システム（医療・介護システムと健康を取り巻く包括的な保健システム）の足元は揺らいできている。将来に向け、健康医療介護システム全体としてのパフォーマンスの向上をとことん追求していく時代になっていくであろう。パラダイムシフトも生じうる。今までのこだわりは捨て、セイフティネットを維持・強化しながら、全世代が活発に楽しく生きる社会を共創していくことになると見込まれる。また、健康、医療、介護のシステムそして国民皆保険制度を維持するためには、財源確保の仕組みも提供の仕組みも、大胆な再構築の必要性が高まっている。そのためには市民を中心にステークホルダーの協働も進むであろう[1]。いかに明るい未来を切り開いていくか、この時代において、医療経済学・医療システム研究の役割はきわめて大きい。

　以上を背景に、当研究室（医療経済学分野）は、その使命として

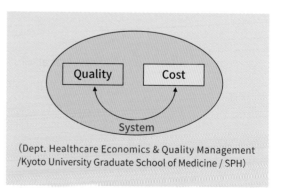

Mission

Our mission is
to contribute to the improvement of
quality, efficiency & equity
of health systems
by means of research, development,
education & relevant professional
activities.

(Dept. Healthcare Economics & Quality Management
/Kyoto University Graduate School of Medicine / SPH)

「健康医療介護システムの質、効率、公正の向上に貢献すること」を目指している。もちろん研究・開発、人材育成、専門家としての社会活動を通してである。

　多様な科学技術を横断的・融合的に適用し、臨床現場や制度・政策と常に深くインタラクトし、革新的な仕組みを設計し、問題を解決し、価値を創造する。データサイエンスと経済学・疫学はその核となる。

　経済学との名称だが、医療、介護、健康の経済面のみならず、その「**質**」を可視化・評価し、高い質の医療・介護などを実現するには、どのような資源と費用が必要かを現実的に明らかにし、健康、医療、介護の**システム**を捉え、より望ましいシステムの設計、考案、実現支援を行う。個人、組織、地域・国・政策のレベルへアプローチする。以下のような研究開発活動を進めている。

大規模データを活用した研究開発活動、人材育成、アカデミックな社会活動

予測・評価技術──アウトカムおよびプロセスの可視化と向上（evidence-based practice の推進）

　限られた資源のもとに医療システムを向上させていくためには、まず、医

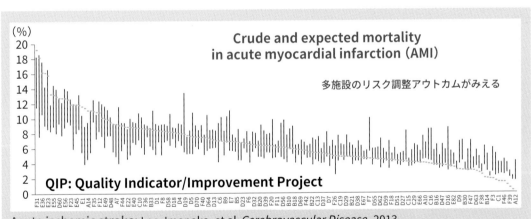

Acute ischemic stroke: Lee, Imanaka, et al, *Cerebrovascular Disease*, 2013.
Pneumonia: Uematsu, Imanaka, et al, *BMC Pulmonary Medicine*, 2014.
AMI: Hayashida, Imanaka, et al, *J Int Med Res*, 2007.　Park, Imanaka, et al, *Int J Cardiol*, 2013.
Acute heart failure: Sasaki, Imanaka, et al, *Can J Cardiol*, 2013.

Canadian Journal of Cardiology 29 : 1024–1026, 2013.
Editorial
**Predicting Heart Failure Mortality From Administrative Data:
Can It Be Improved?**
精度高い予測モデルに世界も注目

療の質を"可視化"しなければならない。アウトカム指標においては、多様な患者のリスク調整が必須だが、日本のDPC（診断群分類）データは質が高く、工夫を加えれば、先行した欧米圏より精度の高いリスク調整済死亡率を計測することができる。急性心筋梗塞の粗死亡率と死亡を予測するモデルに基づく予測範囲を前ページに示す。急性心筋梗塞（Hayashida 2007; Mizuno 2018; Park 2013）、急性心不全（Sasaki 2013）、脳梗塞（Lee 2013）、肺炎（Takada 2019, 2020; Uematsu 2014）、集中治療室治療（Umegaki 2013; Yamashita 2013; Nori 2017）、大血管手術（Aoyama 2018）でも、高い予測力を有するモデルに基づきリスク調整済死亡率を算出できる。DPC/PDPS（診断群分類別包括評価支払い制度）は2003年より導入されたが、DPCデータにつながる動きはかなり遡ることができる。1995年度からすでに、有力民間病院の自発的協力により診断群分類ごとのパフォーマンスの比較を開始していた。これがQIP（Quality Indicator/Improvement Project［http://med-econ.umin.ac.jp/QIP/］）の始まりである。有力な病院同士でデータを比較し、医療の質と効率をさらに高め、わが国の医療をリードし制度・政策の改善に貢献しようという趣旨で志高い約10病院によりスタートし、DPCが制度導入されてから参加数も漸増した。われわれは1995年度より、ケースミックス分類のためのデータを収集しDPCのデータセットにも関与したが、2000年代に入ってこのようなデータセットが社会的インフラとして制度化され、社会的コストを最小限に抑えて多施設で効率的にデータを作成することが可能となった。標準データセット

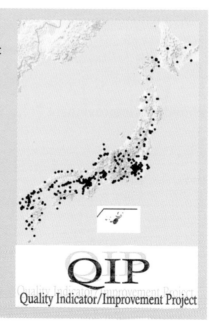

は、医療の可視化や比較・改善のために必須の社会基盤なのである。このようなデータにより、アウトカム指標に加え、診療ガイドラインのエビデンスに基づく推奨に沿っているか、などのプロセスの質も指標化でき（Bun 2019; Ukawa 2015; Morishima 2014, 2013）、エビデンスとプラクティスのギャップ（evidence-practice gap）を埋めていくことが推進されるようになる[2]。

　限られた資源・財源のもと、効率よく質の高い医療・介護を実現するためには、健康・医療・介護に係る大規模データを組み合わせて使っていくことも必要である。手術、化学療法、口腔管理、救急、慢性腎不全などにおけるさまざまなプラクティスの効果（Shin 2019; Tsutsumi 2019; Okumura 2017; Hanaki 2016; Kunisawa 2016; Takada 2020）、診療体制の影響（Muguruma 2020; Iwashita 2018; Umegaki 2017）の把握が可能となる。地域の高齢者の肺炎入院予測（Uematsu 2017）、要介護度の悪化の予測（Lin 2015, 2016）、認知症発症の予測（Lin 2018）なども可能となる。また、費用の把握や予測も重要である（Morii 2020; Uematsu 2018, 2020; Lin 2016）。

組織を強化し変革力を生む――組織文化の醸成

　今後、社会が変わり健康医療介護制度が改革されていくなか、医療・介護の提供においては、地域ニーズに真摯に応えていくのみならず、組織力をいかに高めるかが一層重要になる。ニーズの変化やより大きな環境変化に対応できる、強靭な組織力が必要となる。それはまた組織の諸々のパフォーマンスの根源となるもので、組織文化によって裏打ちされる。すなわち、チームワークがよい、情報共有ができている、皆で目指す方向が明確で共有されている、個々人がプロとして成長できている、と職員の皆が思っている組織になっているか、ということである。これらは可視化、計測できる（Kobuse 2014）。医療界でも、組織文化が前向きの病院ではパフォーマンスが高いことが実証されている（Ukawa 2015）。

　このような組織は、不確定要素の大きな環境、変化の激しい環境に対応し、持続的に発展することができる。データ・情報の把握・活用も進み、経営改善、事故防止、感染症や自然災害への対応にも強い。組織文化は、リーダーの考え方、態度、行動が直接に映される。組織のビジョンや価値意識とも通じているものである。これからは、組織のリーダーが意識して方向性を示し、より強靭な組織文化へと組織を導く重要性がますます大きくなっている。そして、地域の医療システムに関わる人々が形成・共有する組織文化、さらには、保健・介護・医療界の組織文化が重要になってくる。

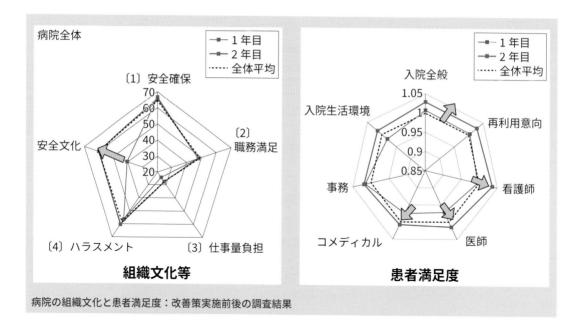

病院の組織文化と患者満足度：改善策実施前後の調査結果

健康医療介護の可視化と向上——地域システムの再編・向上へ

　さらに、地域に目を向け地域医療システムの最適化を目指さねばならない。そのためには、地域医療システムの質、効率、公正性を可視化し、把握評価し、改善していかねばならない[3]。質の情報公開や共有においては、個々の医療機関より、地域ごとの医療の質指標のほうが重要性が高いと思われる。

　地域の医療の質指標を関係者で共有しその位置づけを知ることにより、地域の医療者、医療機関の協働が促進されていくと思われる。プロセスやシステムの抜本的な効率化を行わなければならず、それが報われる制度も重要になってくる。

　そして、質と効率を追求する一方で、不測の事態への対応や危機管理のために、また発展や成長、働きがい、そして安寧のために、余剰・余裕を確保しておくことも必要である。

　医療のパフォーマンスは、地域によって大きくばらついている（Otsubo 2015; 國澤 2019）。同様の医療資源があっても、拠点化により成績は異なる（Park 2013）。拠点を形成することで、心筋梗塞や脳卒中のような心臓や脳の救急、集学的治療の必要ながん治療など、多くの資源を要する医療では、治療成績も上がる。地域システム全体の効率性も高まる。アクセスも悪化せず拠点化することも可能である（Kobayashi 2013）。すべての医療を拠点化するわけではなく、日常的な多くの医療は分散してアクセスを維持しつつ、資源集中型医療において地域で連携した Hub & Spoke モデルを構築す

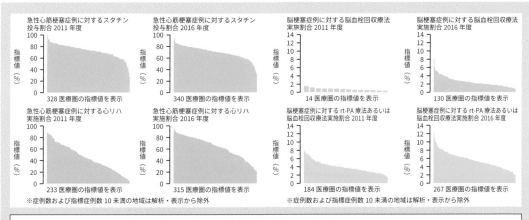

二次医療圏ごとの指標値が大きくばらついている

二次医療圏ごとの医療の質指標
（社会保険旬報 No.2755 DPC データを用いた医療の質の地域比較（國澤・今中 2019））

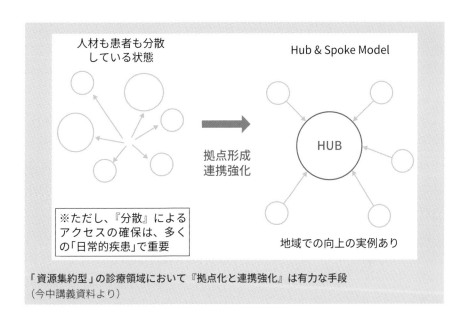

「資源集約型」の診療領域において『拠点化と連携強化』は有力な手段
（今中講義資料より）

るということである。アクセス確保の「分散」、資源集中領域の「拠点化」
と「連携強化」は、今後の地域医療提供システムの再構築のキーコンセプト
となるであろう。

　同様に、介護システムや地域包括ケアシステムについても、パフォーマン
スを可視化してその要因を把握し、向上していくことが、求められていくで
あろう。

　一方で、医療費適正化計画などで注目される、地域の医療費は、その高低
の要因（Goto 2014）を把握しておく必要がある。必要で充実した医療にア

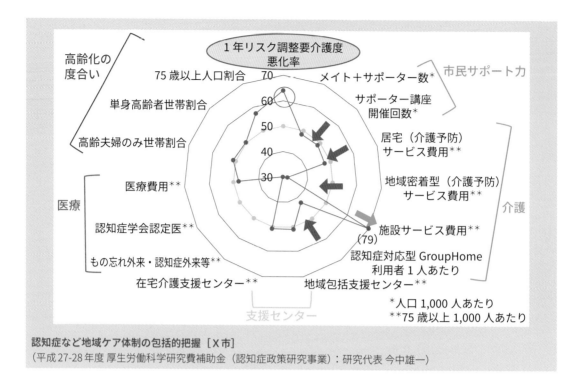

認知症など地域ケア体制の包括的把握［X市］
（平成 27-28 年度 厚生労働科学研究費補助金（認知症政策研究事業）：研究代表 今中雄一）

クセスできなければ医療費は低くなる。地域の医療費は医療資源の恵まれない地域で低く、高齢化率など他のさまざまな社会経済因子の影響も受ける。下手な目標を設定すると目標に向けての個々の努力が地域の医療崩壊に向かいかねない。地域の医療費指標については、少なくとも管理不能な要因の影響を調整し、一方で、地域の医療の資源・提供体制と質・アクセスを可視化し把握することが必要である。

　国や地域レベルでの縦断データが充実してくると、上記に加えて、地域資源の予後への影響や、健診などで把握される健康状態による予後予測（Hirota 2020; Lin 2018; Uematsu 2017）ができるようになる。また、政策のインパクトがわかるようになる（Hamada 2012; Lin 2019）。

制度・政策の可視化と向上（evidence-based policy making の推進）
1）提供制度と保険・償還制度

　医療や介護の提供制度と保険・償還制度とは一体的なものだが、その医療・介護への影響は大きく、今後の制度設計にきわめて重要である。DPC/PDPS の導入による医療の質と経済への影響としては、検査・薬剤料は減り在院日数も減少したが、再入院率が上昇した（Hamada 2012）。また、介護の 2 割負担導入の際には介護費は減るも医療費が上がり、それらの合計は増加した（Lin 2019）。影響を評価し、影響をより的確に予測し、より効果

的な制度・政策にしていく必要がある。

　医療提供を支える診療報酬は、およその原価を保証する重要な役割をもつが、診療領域ごとにみると、公平に原価を反映しているわけではない（Hayashida 2005, 2009）。近年は政策誘導の意味合いも強まっている。出来高払いでの加算や丸めなど、点数表や診断群分類の改定も行われていくが、これらのみに頼らず、疾病の発症や重症化の予防が報われるような仕組み、また、地域医療システム全体の質を維持・向上させる仕組みが組み込まれるような、抜本的な再編が重要だと考える。その土台として、予防の段階から行うべきプロセスが行われているか、望ましいアウトカムが達成されているかを徹底的にデータで可視化し、質を保証することが求められる。経済政策主導ではなく、プロフェッション主導で進めることが必須であろう。この制度化も、ビッグデータの利活用が進み、次第に現実的になってきていると考える。

2）健康長寿の社会づくり

　健康長寿の延伸が政策目標となっているが、その要因は幅広く、その実現のためには、社会全体を見渡し多領域が協調していかなければならない。多セクター、産官学民[4]、多学域[5]の協働が求められる。この全体を俯瞰し、オーケストレイトしていくことが理想である。そこでも、各領域での可視化が土台となる。

　健康寿命には、社会的、経済的なアプローチを含め、まちづくり全体、社会システムづくり全体が関わってくる（内藤 2019）。データのフル活用も必要である。そうなると、経済活動、社会活動の推進も含め、産官学民の協働が必須となる[6]。

　社会システムとしての医療介護システムも改善していかねばならない。地域の医療の重要側面のパフォーマンスを可視化し、共有し、関係者が協働して改善に取り組む仕組みが次第に形成されていくであろう。有限の資源・財源のもとに医療を守るには、きわめて有力な方向性と考える。資源配備の再編が関わる上記の資源集中型の医療領域に限らず、日常診療でも、抗生剤の使い方や耐性菌の状況、糖尿病の診療や糖尿病性腎疾患

健康を生み出す社会システム[6]

の予防など、医療の質を地域ごとに可視化し、プロフェッション主導で進むことが必須である。プロフェッション主導で地域ごとに取り組むことで、医療の質・効率の向上に大きく前進できるものと思われる。

COVID-19の蔓延下にも、医療者の並々ならぬ尽力により、医療提供体制を柔軟に対応させることができた。従来の医療もある程度犠牲にせざるを得なかったが、専用の重症対応病床、専用病棟、発熱外来など、医療提供体制を再構築して対応したことは特記すべきである。今後の医療環境変化に順応する医療界の底力をみせたといえよう。

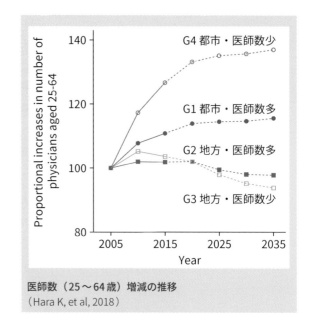

医師数（25〜64歳）増減の推移
（Hara K, et al, 2018）

一方で、医療界だけでも解決できない問題もいろいろある。たとえば、医師の地域偏在は進んできたほか（Hara 2017, 2018）、今のままでは今後も地域格差は広がっていく（Hara 2018）。これに伴い、医療の質の地域格差も広がりかねない重大な問題である。医療界の努力や医師数政策では解決に至らず、社会・経済的なアプローチや、どういうまちをつくっていくかに行きついてしまうかもしれない。

また、医療介護政策においては、施設から在宅への政策の流れがあるが、

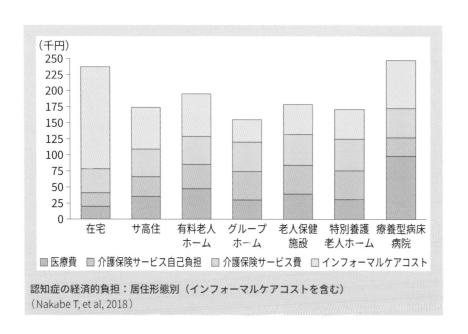

認知症の経済的負担：居住形態別（インフォーマルケアコストを含む）
（Nakabe T, et al, 2018）

インフォーマルケアコストを鑑みると社会的負担は小さくならない（Nakabe 2018, 2019）。保険システムは救えても、人々への負担が大きくなれば、人々の健康にも経済活動にも支障が出る。

　また、今後スマートシティやSociety 5.0の構築推進の施策が講じられていく。しかし現時点では、究極の目標が設定されていない。人々の健康（well-being）の向上を、明確に目標として位置づけることが必須だと考える。

人材育成・国際戦略・産官学民協働

　日本公衆衛生学会では、2009年11月から公衆衛生専門家認定制度を開始している。会員の公衆衛生学の専門能力に関する自己研鑽への意欲を増し、質的向上を図ることを目的とするものであり、多職種の制度である（今中：公衆衛生と認定専門家制度. 公衆衛生84（7）：431–437, 2020）。さらには、学会会員共同でコンテンツを提供し合い、eラーニングシステムを構築した。COVID–19禍でオンライン講義・会合の普及が図られ、eラーニングシステムの展開の可能性は一層広がっている。また、8学会6団体が共同し、2017年度から社会医学系専門医制度を開始した（今中：社会医学系専門医制度の構築過程と展望. 産業医学レビュー30（2）：89–105, 2017）。社会

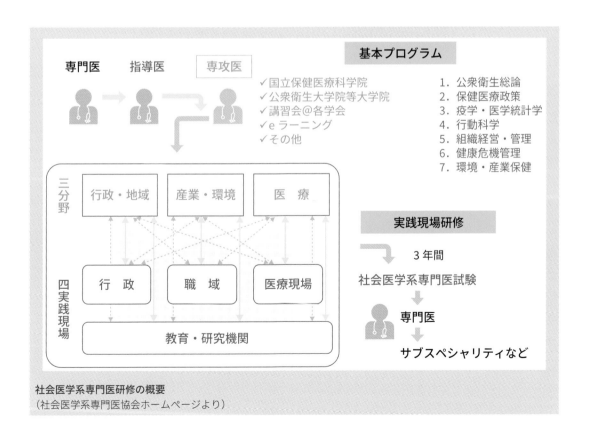

社会医学系専門医研修の概要
（社会医学系専門医協会ホームページより）

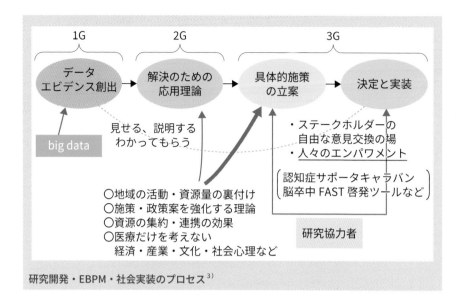

```
   1G              2G                    3G
  ┌─┴─┐           ┌─┴─┐            ┌──────┴──────┐
┌─────────┐   ┌─────────┐   ┌─────────┐   ┌─────────┐
│  データ  │→ │解決のための│→ │具体的施策 │→ │決定と実装 │
│エビデンス創出│   │応用理論   │   │の立案    │   │         │
└─────────┘   └─────────┘   └─────────┘   └─────────┘
```

見せる、説明する
わかってもらう

・ステークホルダーの
　自由な意見交換の場
・人々のエンパワメント

big data

〇地域の活動・資源量の裏付け
〇施策・政策案を強化する理論
〇資源の集約・連携の効果
〇医療だけを考えない
　経済・産業・文化・社会心理など

認知症サポータキャラバン
脳卒中 FAST 啓発ツールなど

研究協力者

研究開発・EBPM・社会実装のプロセス[3]

に貢献する専門医の養成を進め、多世代・生涯にわたる健康面での安全、安心の確保と向上に寄与することを目指すものである。行政、産業衛生、医療、大学の協働の推進も目指されており、研修プログラムの形成上にその協働が組み込まれている。これらの専門家制度は、実践ハンドブックやコンピテンシーを高める訓練、教育や生涯学習のコンテンツの共用など、関係者が協働し、人材育成・強化の推進力となるであろう。

　また、これからは世界や日本全体を視野に入れ、データや科学に基づく社会システムの構築を推進する人材が育つ場づくりも重要となってくる。たとえば、大学院においても体系的に経験、実績を成長できる場をつくっていく必要がある。院生は、自分のテーマで、自らの力を活かし、データを活用・解析するプロジェクトのなかで病院、自治体、国などとインタラクトし、研究者などとも討議しチームワークをマネージしていくなかで現場力を養っていく。エビデンスの創出から、開発物やプログラムや政策の実装まで[6]、一人で一気にできないにしても、その全体をみて計画をつくり行動（研究・開発や専門的実践活動）する人材を長い目で育てていくことが重要だと考える。

　当研究室では、データ解析力とマネジメント力の養成に力点を置いている。NDBや介護DBの特別抽出データも使い、全国二次医療圏の医療や介護のパフォーマンスの可視化を進めている。また、複数の都道府県よりデータ解析の協力依頼を受け、医療、介護、健診のデータを解析し、地域医療構想、保健医療計画、介護事業に係る計画などに活用していただくべく各自治体にフィードバックを行っている。多施設病院からは、大規模データをいただき解析し、各病院にフィードバックしている。これらに院生が参画し、行

政や病院と交互作用して実践経験を深めている。医療マネジメントの実践力を身につけたい者はさらに、全国から参加の経営者陣とともに、医療経営事例を深掘りしていくケース・スタディを多数実施し、具体的な病院の調査・分析や経営者インタビューなども行う。経済産業省の経営人材育成の委託事業を計6年受け、経営事例を用いた多様な訓練手法を開発・実践していく積み重ねのなかで、医療政策の変遷とともに長年フォローして取材を重ね、すでに多くのケース教材、すなわち経営事例教材をつくり込んできている。

また、国際的にはWHO、OECD、IHF、ISQua、ASQuaなどとの連携をもって医療費問題、情報やエビデンスに基づく政策形成（Sasaki 2019）についても国際共同研究を進めてきている。これらに院生も参加し、たとえば政策国際比較（Mizuno 2018）においても院生が重要な論文を発表している。さらなる発展に向け反省するところは多いが、わが国の公衆衛生の国際舞台での影響力を高めるためには、個人レベルの努力にとどまらず、わが国の関連機関が連携して基盤となるネットワークを拡充しつつ、組織レベル、そして国レベルで、戦略的に人材を育てていく必要性を痛切に感じる。また、多領域融合的な研究については学際ユニット（http://super-ageing.kyoto-u.ac.jp/）など学際研究チームを形成して進め、産官学民連携についてはコンソーシアム（http://pegasas.umin.jp/）を形成するなどして進めている。

社会的協働——自然に人々が参画する仕組みへ

今後、「健康」を目標とした社会設計が重要となる。健康の要因は多様であり、保健や医療介護を含み、社会経済的、構造的な環境づくりを含め、社会全体で健康を支えていく必要がある。その一領域である医療介護システムに目を向けると、先述のごとく資源や財政などの基盤の維持・強化の課題があり、社会や地域全体で医療介護システムをいかに高めていくかが問われる。そのためには、市民である個々人が、そしてマスコミも教育界も産業界もすべてが協働する体制を築いていくこと、すなわち「社会的協働」[1]が重要である。

しかも、日本の医療介護システムは、国や自治体が完全にコントロールできるものではない。地域医療計画も、病床規制や補助金以外には、行政に資源を動かす権限がほぼない。地域医療介護システムは経営者不在ともみなせる。そこで、すべてのアクター（ステークホルダー）

社会的協働[1]　SJV（Social Joint Venture）

・健康・医療・介護の実態を可視化して課題を共有し、
・市民、行政、医療・ケア提供者、アカデミア、保険者、メディア界、教育界、産業界、社会企業家など、
・すべてのアクターが、意識的・明示的に協調して（共同オーナー・共同経営者・ともに働く仲間として）それぞれの役割を果たしていく、
・少し新しい社会的な協働を進めることが必要である。

が、目標を共有して主体的に役割を担いながら協働していくこと「社会的協働」が重要となってくる。そして、医療介護の実態を可視化し課題を共有して、目標と計画を共創し、医療・ケア提供者、行政、市民、マスメディア、保険者、学術界、教育界、各種産業界、社会企業家などすべてのアクターが、意識的・明示的に協調してそれぞれの役割を果たしていく、少し新しい協働「社会的協働」が求められる。可視化と情報共有はその基盤となる。

　ここでは、小中学生教育も含めた教育が1つの重要領域であり、市民のエンパワーメントがきわめて大きな鍵となる。これは、医療エコ活動やまちづくりの土台にもなる。たとえば、脳卒中から命を守る「FAST」も、もっと普及する余地がある（FAST：Face、Arm、Speech に異常あれば遠慮せず発症時刻を記載し、急いで［Time］救急車を呼ぼうという世界的な標語）。救急車を呼ぶと tPA（組織プラスミノーゲンアクチベーター）利用の確率が数倍に上がるというエビデンスが国内外にある（Kunisawa 2013, 2014）。これを多くの人々がしっかり認識すれば、脳卒中による生活機能低下を抑えることができる。命を救い、生活機能悪化を防ぐのみならず、長年に及ぶ医療と介護の費用をも抑えることにもなる。

　また、認知症サポーターの取り組みにも大きな可能性がある。1,000万人の認知症サポーターが各人の1％の力だけでも患者のサポートに回せば、ケアを担うフルタイム10万人のマンパワーが生まれることになる。国民一人ひとりが、医療・介護の提供システムに対して、受けるだけでなく、提供する側、運営する側の立場でもあることを認識し、自らもオーナーとして積極的に関わっていくような意識改革も重要であろう。前向きに共生の社会、協働する社会の認識が醸成され、知識・スキルを身につけていくこと、そういうことが自然に進む環境づくりが、これからの社会に求められよう。

今後の展望

　最後に、提案の骨子として以下にまとめる。当研究室は、これに向けて研究開発、人材育成、社会貢献活動を行っていく。
1. 健康、医療、介護をシステムとして捉え、社会としてデータ基盤を拡充しパフォーマンスを可視化して共有・把握し、向上する。
2. 質と効率の追求と並行して、危機管理、発展・成長、働きがい・安寧などのための余剰を確保する。
3. パフォーマンスの可視化を土台に、地域ぐるみの協働体制を備える予防・医療介護提供・報酬制度を構築する。
4. 市民を含む重要関係者が主体的に参画し、健康医療介護システム運営・社会的協働を行う。

必ずや大きな変化が必要となる。公衆衛生、健康介護医療界では、冷徹に先を見据え、賢明な勇気をもって試行し必要なものを取り入れ、成長を続けることが必要であろう。

 ## Summary

　当研究室 **医療経済学分野**には、健康・医療・介護において、質・効率・公正・持続可能性の視点から
・臨床現場の課題を解決したい（経済やシステムの視点を取り入れた臨床研究）
・組織の課題を解決したい（組織研究、組織視点の臨床研究、ヘルスサービス研究）
・制度政策の課題を解決したい（制度・政策研究）
人々が集まる。
　医療経済学分野は、健康医療介護の専門知識をベースに大規模データを活用し経済学・疫学・データサイエンスと必要な科学技術を横断的・融合的に適用し、**健康医療介護システムの質、効率性、公正性の向上、その持続可能性の確保・強化へ貢献**するべく研究・開発、人材育成、アカデミックな社会活動を行う。

注釈
・本稿は、第79回日本公衆衛生学会総会 学会長講演 抄録（下記文献欄のコンセプト・ペーパー7番）をもとに作成しています。
・本文中の引用論文は、すべて、弊研究室の原著論文のサイトを参照してください。
http://med-econ.umin.ac.jp/works.html

文献

○コンセプト・ペーパー（弊研究室が主導したもの）
1） 今中雄一：医療介護制度改革の構想：可視化，投資シフトと社会的協働．遠藤久夫・今中雄一（共同編集長）：医療経済学会10周年記念誌，pp12–15，医療経済学会，2016.
https://www.ihep.jp/jhea/wp-content/themes/jhea/pdf/jhea10th.pdf
2） 診療ガイドラインの活用ガイド—2018年度MINDS-QIP共同研究・調査報告（平成30年度厚生労働省委託事業：EBM（根拠に基づく医療）普及推進事業の成果の一部）．
https://minds.jcqhc.or.jp/docs/implementation/qip/pdf/MindsQIP_H30_Collection.pdf
3） 科学技術イノベーション政策のための科学 研究開発プログラム「医療の質の地域格差是正に向けたエビデンスに基づく政策形成の推進」（2017報告）．
https://www.jst.go.jp/ristex/funding/files/JST_1115110_14528802_imanaka_ER.pdf
4） 産官学コンソーシアム PEGASAS "健康・医療・介護視点の全世代まちづくり"．
http://pegasas.umin.jp/
5） 京都大学 超高齢社会デザイン価値創造ユニット：人類未踏の超高齢社会をデザインする．
http://super-ageing.kyoto-u.ac.jp/
6） 産業競争力懇談会2018年度プロジェクト最終報告「健康医療介護の質指標とまちづくり情報基盤」，2019.
http://www.cocn.jp/report/thema106-L.pdf
7） 今中雄一：健康・医療・介護の未来づくり：社会的協働．第79回日本公衆衛生学会総会 学会長講演 抄録．日本公衆衛生雑誌67（10）特付:56–59，2020.
○紹介文書
• 今中雄一：ビッグデータ解析力と現場力—医療システムに取り組む能力の開発．公衆衛生82(5)：346–347，2018.
• 今中雄一：京都大学大学院医学研究科社会健康医学系専攻の人材育成の一考察．公衆衛生84(11)：718–725，2020.

認定遺伝カウンセラーの養成など わが国の遺伝医療の中心的存在へ

小杉眞司　医療倫理学・遺伝医療学分野 教授

臨床倫理領域と研究倫理領域に大別される

　医療倫理学分野は、2000年の社会健康医学系専攻発足時に設立され、初代教授は赤林朗先生である。赤林先生の東京大学異動に伴い、第2代教授として現職の小杉眞司が2004年3月に着任した。

　医療倫理学の分野には大きく分けて、研究倫理と臨床倫理の分野があるが、明文化されていないものの、医療倫理学分野の教授が医の倫理委員会委員長を担当することが暗黙の了解となっていることは、教授選考の過程からも明らかであった。また、小杉が前職（京都大学医学部附属病院（以下、附属病院）検査部講師・遺伝子診療部副部長）の時代から、本学医の倫理委員会において、ヒトゲノム・遺伝子解析研究の審査の領域で、全国に先駆けてチェックリスト式の研究計画書フォーマットを作成し、広く他施設でも利用できるように情報発信をしていたため、ゲノム研究以外の幅広い領域の研究の倫理審査にもスムースに移行することができたと考えている。

　2014年度から始まった厚生労働省の倫理審査委員会認定制度において、第1回認定に応募した200以上の委員会から、最終的に承認された9施設（国立大学では3施設のみ）に入ることができたのも、委員会組織の充実と事務局関係者の努力の賜物である。現在は、医の倫理委員会だけでなく、法律に基づく臨床研究審査委員会、特定認定再生医療等委員会も担当している。

　臨床倫理の領域についても、小杉が前職から従事している遺伝医療におけるさまざまな倫理社会的課題に対応し、診療としての遺伝カウンセリングにも継続して従事している。遺伝カウンセリングは、その特性により、単に医師が担当するだけでなく、非医師の専門家とともに担当し、チーム医療として実施することが特に重要と考えられており、わが国においても厚生労働科

学研究などにより1997年から2004年まで数年をかけて制度設計され、2005年より認定遺伝カウンセラー認定試験が始まったばかりであった。

　社会健康医学系専攻では、専門職大学院として、医療と社会をつなぐ高度専門職の人材養成を実施していたので、本専攻において遺伝カウンセラーの養成ができないかと考えた。JST（科学技術振興機構）による科学技術振興調整費において、「新興分野人材養成プログラム」が募集されており、2004年にはお茶の水女子大学の遺伝カウンセリングコースがJST補助により設立されていたが、本学も翌年2005年に「遺伝カウンセラー・コーディネータユニット」として採択された。このユニットは、同時に応募していた近畿大学遺伝カウンセラー養成課程との合同であると同時に、京都大学内では遺伝カウンセラーコースと臨床研究コーディネーターコースからなる合同ユニットとしての設置となった。

　2010年3月に科学技術振興調整費としての補助は終了したが、発足時から大学の自助努力で継続した人材養成を行うことが求められていた。しかし、大学教員の定員増は夢のまた夢の状態であり、学生定員の増加を文部科学省に概算要求し、遺伝カウンセラーコースを「遺伝医療学分野」、臨床研究コーディネーターコースを「臨床研究管理学分野」とし増設することが承認された。「臨床研究管理学分野」は薬剤疫学の川上浩司教授に管理をお願いした。その後も遺伝カウンセラーコースは、医療倫理学所属の2、3名の教員で人材養成を継続してきた。

　2012年度に臨床研究中核病院整備事業に附属病院が採択された際、当時の上本伸仁探索医療センター長（後の医学研究科長）と相談の上、倫理委員会事務局機能の充実とともに、ゲノム研究や診療をサポートするメンバーを充実させることになり、主に附属病院遺伝子診療部での診療に従事する特定教員1名（臨床遺伝専門医）および特定職員（認定遺伝カウンセラー）2名に着任いただいた。彼らにも教室の教育・研究・診療活動に協力いただき、全体として教室運営を行っている。

遺伝医療の教育・研究・社会活動

教育活動

1）遺伝カウンセラー教育

　分野のキーとなる教育活動としては、なんといっても遺伝カウンセラーの人材養成である。最近では毎年4名程度の卒業生を送り出している。たいへん関心の高い領域となっているため、入学試験の競争率は3〜5倍程度となっており、専門職学位課程の全体平均より相当高い。その結果、優秀な学生が数多く入学し、入学後のハードな勉学とトレーニングにより、多くの実

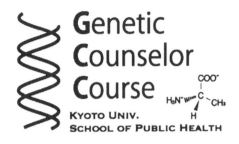

力ある認定遺伝カウンセラーを輩出している。

遺伝カウンセラー養成の初期には、わが国には遺伝カウンセラーがほとんど存在しなかった。臨床遺伝専門医の資格をもつ医師が中心になって教育指導するしかなかったし、他の養成校でも同様の状況であったといえる。この体制では遺伝医学は教育できても、本当の遺伝カウンセリングの教育はできない。

社会健康医学系専攻の1期生で、臨床心理士の資格をもち、千葉大学医学部附属病院遺伝子診療部での業務も行っておられた浦尾充子先生に遺伝カウンセラーコースの講師になっていただいて、心理カウンセリングの技法や考え方を取り入れつつも、遺伝医療の現場の状況を踏まえた教育を一から模索いただいた。2010年度にJSTの支援が終了してからも非常勤講師として継続して支援いただくとともに、遺伝カウンセラーの先輩が後輩を教育していく屋根瓦式の指導体制を構築された。

その集大成として2016年に、わが国で初めての本格的な遺伝カウンセリングのテキストである「遺伝カウンセリングのためのコミュニケーション論」を京都大学総長裁量経費の支援のもとに作成したほか、翌年には具体的なシナリオに基づく、動画教材＋テキスト教材「遺伝カウンセリングのためのコミュニケーションワークブック」（非売品）を作成した。2017年度を最後に浦尾先生は引退されたが、限定授業科目「遺伝カウンセラーのためのコミュニケーション概論」では、学内外の先輩遺伝カウンセラーが後輩を教育するシステムを採用して、教育効果を上げている（http://sph.med.kyoto-u.ac.jp/gccrc/）。

2）医学部教育

医学部医学科の教育としては、4回生を対象にした講義を継続して担当している。着任当初8コマであった「遺伝学」の講義を15コマに拡大し、「遺伝医学」（B9）として臨床的内容を中心としたものに変更した。S23「医の倫理」も当初より担当していたが、科目再編により、2020年度からC13「遺伝医学・医の倫理」となった。

3）専門医教育

小杉は、京都大学における臨床遺伝専門医制度の指導責任医を制度発足時（2002年）から担当してきたが、2014年度より採択された文部科学省課題解決型高度医療人材育成プログラム「難病克服！次世代スーパードクターの育成：NGSD（Next Generation Super Doctor）プロジェクト」において、遺伝子診療部所属の医員に対して、集中的な専門医指導を実施してきた。文

部科学省の支援は2018年度をもって終了したが、ほぼ同一プログラムでの医員を対象とした専門医研修を継続している。

4）遺伝リテラシー教育

遺伝医療専門職や医師を目指す人を対象とした遺伝医学教育だけでなく、一般市民や小学生を含む一般学生を対象とした遺伝リテラシー教育は重要であると考えており、和田敬仁准教授が中心となって教室全体で取り組んでいる。これには、大学本部支援の京都大学アカデミックデイ、厚生労働科学研究費・日本学術振興会による研究成果の社会還元・普及事業である「ひらめき☆ときめきサイエンス」「学校ではきっと教えてくれないヒトの遺伝」白熱教室2014〜2019、京都市青少年科学センター「未来のサイエンティスト養成事業」（2015年）などが含まれる。

また、一般市民向け教材として、京都精華大学マンガ学部の協力を得て、漫画教材の作成を実施、「家族歴を知ろう」（同英語版：Let's Explore Your Family Health History）、「認定遺伝カウンセラーと学ぶがんゲノム医療」（下記AMED（日本医療研究開発機構）小杉班研究事業の一部として）、「家系図ハンドブック」などを作成し、広く配布、ホームページでダウンロード可能なように公開している。

研究活動

1）ながはまプロジェクト

着任した2004年の年末の12月に期せずして、社会健康医学系専攻議長・専攻長を拝命することとなった。10名いた専攻教授のなかで、もっとも新米なのにである。それから5年6カ月間（当時は任期がなかった）、専攻長を務めることとなった。京都大学社会健康医学系専攻はわが国で最初の公衆衛生専門職大学院であり、当時、東京大学・九州大学の3校のみであったが、いわゆるコア5領域をもつ唯一の大学院であった。その責務は重大であり、最大のエフォートが必要であった。

そのなかで、滋賀県長浜市をフィールドとする、いわゆる「0次予防ながはまプロジェクト」を立ち上げることができ、現在も発展して継続されていることは、たいへん喜ばしい。長期にわたる一般住民を対象とした多目的コホート研究事業は、社会健康医学系専攻の研究基盤としてきわめて重要であり、小杉が専門としてきたヒトゲノム・遺伝子解析研究とも関連するため、疫学研究にゲノム情報を組み込むことによって将来的にゲノムコホート研究に結び付けていくことがきわめて重要と考えているからである。

非常に数多くの研究成果が得られているが、遺伝リテラシー教育、もやもや病原因遺伝子である*RNF213*バリアントの健常市民での分布と高血圧・脳動脈狭窄との関係、漫画教材を用いた住民の意識調査、*ALPL*バリアント

頻度に関する研究、たばこ研究などについては、教室所属の院生が中心となって実施され、成果を上げることができた。

2）MENコンソーシアム

小杉がライフワークとして実施しているのが、MEN（multiple endocrine neoplasia；多発性内分泌腺腫症）に関する研究と診療である。2008年にMENコンソーシアムの立ち上げメンバーとなり、わが国におけるMENの症例集積により、いくつかの新しい所見が明らかとなった。MEN1においては、最終的な診断に至るまでの時間が非常に長いこと、"胸腺腫の発生は男性の喫煙者"と欧米の教科書には記載されていたが、1/3は女性であること、喫煙者に限らないことが明らかとなった。また、インスリノーマは若年発症例が多く、低血糖の早期診断が重要であることがわかった。

3）一般市民・専門家における倫理的課題についての調査研究

一般市民や高校生などを対象とした遺伝医療や遺伝教育に関する意識調査、ゲノム医療にかかる二次的所見に関する遺伝医療専門家を対象とした意識調査、ゲノム編集にかかる遺伝医療専門家を対象とした意識調査などを実施した。

4）IRUD

2015年より、AMED末松誠（元）理事長肝いりの研究事業である未診断疾患イニシアティブIRUD（Initiative on Rare and Undiagnosed Diseases）に取り組んでいる。全国で最大数の患者収集を行うことができたこともあり2018年度の第2期からは、37拠点病院の取りまとめ機関に指定されている。附属病院遺伝子診療部にIRUD外来を設置し、横断的に19診療科の協力を得て実施されている。

5）難病プラットフォーム整備事業

本学ゲノム医学センターの松田文彦教授を主任研究者とするAMED研究に、分担研究者として参画している。これまで疾患ごとに構築されてきたレジストリや検体バンクを統合して、より有効に活用できるための基盤を整備しており、当教室では、その倫理的側面を分担している。

6）難病に関するゲノム医療推進にあたっての統合研究

2020年より厚生労働科学研究として、国立精神・神経医療研究センターの水澤英洋氏を研究代表者に開始された。全ゲノム解析などの基盤の整備を目的としている。小杉は分担研究者として人材養成の領域を担当しており、今後重要となるジェネティックエキスパート養成のプログラムを検討している。

7）AMED小杉班

次世代シークエンサーによるゲノム解析速度および解析量の爆発的な増加、および多数の分子標的治療薬などの開発により、ゲノム情報を実地診療

に役立てることが可能となってきている。特に、がん遺伝子パネル検査の結果をがん患者の治療に役立てようとするがんゲノム医療は、2018年度からの先進医療化、2019年度からの保険診療化により医療実装が進んでいる。この状況に対応するための医療者・患者家族間のコミュニケーションのあり方を検討する目的で、AMEDゲノム創薬基盤推進研究事業「ゲノム情報研究の医療への実応用を促進する研究」A–②：ゲノム情報患者還元課題「医療現場でのゲノム情報の適切な開示のための体制整備に関する研究」（2017〜2019年度、研究代表者：小杉眞司）を実施した。

　そのミッションとして、「ゲノム医療における情報伝達プロセスに関する提言」（その1改定第2版及びその2改定版）を取りまとめた（https://www.amed.go.jp/news/seika/kenkyu/20200121.html）。これは、臨床現場でゲノム医療を実施する際の患者・家族への説明事項や留意事項について二次的所見への対応を含めてまとめたもので、特にがん遺伝子パネル検査が急速に臨床導入されてきている状況に対応するものとなる。2017年度末に公開した「ゲノム医療における情報伝達プロセスに関する提言」（初版）をもとに、がんゲノム医療中核拠点病院等連絡会議のICWG（インフォームド・コンセントワーキンググループ）およびSFsubWG（二次的所見サブワーキンググループ）の構成メンバーとして、継続的に協議に参加した。2019年度から保険診療として開始される予定であったがん遺伝子パネル検査の説明文書・同意書の作成にあたり、ワーキンググループでは、小杉班提言初版を基本に修正を繰り返しながら、説明文書・同意書のひな型が作成された。小杉班においても、それらのワーキンググループの意見を2018年度公開の提言その1改定版に反映させた。これらのプロセスを経た提言・説明文書・同意書はまさにオール・ジャパンでつくられたものといえる。

　また、遺伝性難病などに対するエクソーム解析などの生殖細胞系列の網羅的な解析も二次的所見が発生しうることから提言の対象としているが、がん遺伝子パネル検査とは大きく異なる事項も多いため、2018年度の提言では、その2として独立させた。2019年度は、その1その2にさらなる改定を加えて公開した。座長を務めさせていただいているがんゲノム医療中核拠点病院等連絡会議SFWG（二次的所見ワーキンググループ）のほか、がん関連学会、遺伝医学関連学会などから繰り返し建設的なご意見をいただき、大半を提言に盛り込むことができた。また、要望の強かった「がん遺伝子パネル検査二次的所見患者開示推奨度別リスト」も公開した。これは、2019年3月に公開した「がん遺伝子パネル検査二次的所見患者開示ミニマムリスト暫定案」を更新したものになる。

　2019年より保険診療として開始されたがんゲノム医療では、その中核拠点・拠点・連携病院の重要8要件のうちの1要件として、「遺伝性腫瘍等の

患者に対して専門的な遺伝カウンセリングが可能である」とされている。しかしながら、遺伝カウンセリング自体が保険診療となっていないのは大きな制度上の矛盾であり、欧米諸国より著しく体制整備が遅れている。特に、認定遺伝カウンセラーは大学院修士課程で養成されているが、まだ人材が不足している。遺伝カウンセリングの診療報酬が認められておらず、国家資格になっていない状況は、わが国のゲノム医療を推進するため早期に解決する必要がある。これらの研究は、附属病院がんセンターで2015年よりOncoprimeというがん遺伝子パネル検査をいち早く臨床検査として導入して以来、当教室のメンバーがんセンターの武藤学教授らとともに、がん診療と遺伝医療の連携を強化してきた経験に基づくものである。

　また、当班研究では、海外視察による欧米諸国の遺伝医療に関する状況の把握も重要である。2017年12月より2019年11月にかけて、若手認定遺伝カウンセラー8名により、6カ国（米英仏豪伊西）の21施設に対して、延べ75日間をかけて、187名（うち遺伝カウンセラー140名）に面談することにより、各国の遺伝医療における医療制度、倫理社会的問題、各領域ごとの遺伝カウンセリングの状況、遺伝カウンセラーの養成の状況、二次的所見への対応を含むがんゲノム医療の状況などに関する実際的で詳細な情報を入手することができた（http://sph.med.kyoto-u.ac.jp/gccrc/amedkosugi.html）。

8）厚労科研小杉班

　引き続き、厚生労働科学研究費補助金事業（倫理的法的社会的課題研究事業）「国民が安心してゲノム医療を受けるための社会実現に向けた倫理社会的課題抽出と社会環境整備」（2020～2022年度、研究代表者：小杉眞司）が採択された。本研究では、下記の①～③について研究中である。

①ゲノム医療推進に伴うELSI（Ethical, Legal, and Social Issues）の整理：ゲノム医療を推進させるのに必要な課題の抽出を、下記の内容を含んで実施する。一般市民から医療従事者まで広く、国民全体の遺伝リテラシー向上と双方向的な遺伝医学・ゲノム医学の知識・理解の向上のための検討。遺伝カウンセラーなどの遺伝医療専門職の効果的な教育の整備のための検討。遺伝子例外主義の背景・問題点の抽出と、それからの脱却のための検討。個別化予防・医療を目指すゲノム医療・遺伝医療の現場で重要な患者・市民参画（Patient and Public Involvement: PPI）体制の整備。がん遺伝子パネル検査保険収載後の具体的課題の検討。難病エキスパートパネル、二次的所見の取扱いの検討。AMED小杉班で実施した海外視察（上記参照）による遺伝医療・がんゲノム医療についての情報収集を継続して実施。現場でしか確認できない情報をアップデートする。

②上記整理を踏まえた、ゲノム医療推進のためのELSIガイドラインの作

成：「医療現場でのゲノム情報の適切な開示のための体制整備に関する研究」班で作成された「ゲノム医療における情報伝達プロセスに関する提言」（その1及びその2）について、ディスカッションを深め、改定作業を行い、ELSI部分をより充実させる。具体的には、解析によって得られた遺伝情報の管理、遺伝性疾患の原因遺伝子が同定された場合の患者や家族への開示、遺伝学的検査の結果に基づく偏見・差別の防止、法整備など、生殖細胞系列バリアントの同定と開示によって生じる諸課題を検討する。開示が考慮される二次的所見についてのactionability summary reportの継続的な作成。がん遺伝子パネル検査二次的所見患者開示推奨度別リストの更新。

③ガイドライン作成後の継続的な議論のための体制の構築の検討を実施。

9）その他の研究

ながはまプロジェクトやMEN研究以外の遺伝子解析研究としては、理化学研究所の高橋政代先生と2002年頃より取り組んでいる網膜色素変性に関する遺伝子解析研究、口腔外科・乳腺外科・腫瘍内科などと遺伝子解析における共同研究を継続的に実施している。

和田准教授は小児科をベースとして、ライフワークとして取り組んでいるATR–X症候群の病態解明と治療戦略について著名な成果を挙げているほか、脳クレアチン欠乏症に関する研究も行っている。

山田崇弘特定准教授は産婦人科をベースとして、NIPT（新型出生前診断）、骨形成不全症などの骨系統疾患や*ALPL*遺伝子解析、網羅的解析における二次的所見などへの対応、ゲノム編集技術の倫理的問題などの研究を実施している。

社会活動

1）学会活動など

学会活動としては、2017年より小杉が日本遺伝カウンセリング学会、日本遺伝子診療学会の両方の理事長を拝命しており、これらの遺伝医学関連学会を中心に幅広い活動を行っている。小杉は1990年代後半より、日本遺伝カウンセリング学会（旧 日本臨床遺伝学会）、日本人類遺伝学会、日本家族性腫瘍学会（旧 研究会）で、研修やセミナーを担当する委員会のメンバーとして、遺伝医学教育に長い経験をもつ。

2011年には、「遺伝医学合同学術集会2011」を京都大学百周年記念講堂において小杉を大会長として開催した。これは日本遺伝カウンセリング学会学術集会、日本遺伝子診療学会大会、日本家族性腫瘍学会学術集会の3つの学会の合同開催であり、関連する学会の連携を充実させるのに役立ったと考えている。

また、現職に着任早々の2004年12月には、京都大学医学部稲盛ホールにおいて第2回全国遺伝子医療部門連絡会議を主催したが、以降、同連絡会議の理事を務め、2019年からは理事長を拝命している。この全国遺伝子医療部門連絡会議は、学会活動のみでは十分対応できない遺伝医療の現場における実務的課題に取り組んでおり、講演会とワークショップを実施して問題解決にあたっている。すべての議事録が公開されている。

2）倫理委員会活動

　2003年12月に教授選考が終了したのち、ただちに当時の医の倫理委員会委員長であった日合弘教授よりご指導いただくことになり、毎日倫理委員会事務局での仕事を実施した。最初、事務局員は1名のみの体制であった。その当時より、倫理委員会は1つで、いくつかの専門小委員会が親委員会の下にぶら下がるピラミッド型の構造であり、ゲノム審査の委員会が独立しているようなことはなく、統一的な方針での審査が可能となっていた。20年を経て指針は統合されるに至り、本学の方針が正しいことが証明された。

　小杉の着任当時の審査件数は年間300件程度であった。2012年に附属病院が臨床研究中核病院整備事業に採択された際、倫理委員会事務局機能が他大学などに比較してきわめて貧弱であることが指摘された。この当時、審査件数は年間900件程度に達していたが、非常勤の事務員2.5名程度が配置されていたのみであった。

　常勤の特定職員の配置、特定教員の配置も行うことによって、審査のシステム化などの事務機能は格段に充実し、上述のように、2014年度から始まった厚生労働省の倫理審査委員会認定制度で認証を受けた。同年度、再生医療等安全性確保法成立後ただちに特定認定再生医療等委員会を設置し、2018年には臨床研究審査委員会を設置した。これら2つの委員会は、法律に基づく中央倫理審査（多施設からの審査も受け付ける）を行うものであるが、医の倫理委員会においても中央一括審査体制を整備しており、上記の難病プラットフォーム研究事業などにおいて審査を非常に効率的に実施することができている。

　臨床研究中核病院の認定を受ける過程において、倫理委員会事務局の病院長ガバナンスが求められたため、医学研究科に置かれていた医の倫理委員会事務局は、2016年に病院倫理支援部となった。倫理支援部では3つの委員会の事務局業務を担当しているが、京都大学他部局からの審査依頼などにも対応している。

3）政策関連活動

　遺伝医療・遺伝医学、研究倫理（研究倫理審査）、臨床検査医学、ヒトゲノム・遺伝子解析研究、幅広い公衆衛生学、規制科学、がんゲノム医療、難病医療などの幅広い領域に専門家として関わっているおそらく唯一の存在と

して、複視眼的視野から、重要領域に関する発言や政策提言を行ってきた。最近のものを挙げる。PMDAにおいて、コンパニオン診断としてのBRCA遺伝学的検査における専門調査会での意見を述べた。また、2019年2月に開催された「ゲノム指針及び医学系指針の見直しに関する専門委員会」においては、専門家としての意見陳述を行った。現在のゲノム指針の問題点として、日本の遺伝医療を特殊なものとしすぎており、遺伝子例外主義からの脱却が必要であり、ヒトゲノム遺伝子解析研究に関する倫理指針と人を対象とする医学系研究に関する倫理指針の統合を求めた。その結果、パブリックコメントを経て、2020年9月には統合新指針「人を対象とする生命科学・医学系研究に関する倫理指針」が公開されるに至った。

　がんゲノム医療に関しては、厚生労働省がんゲノム医療中核拠点病院等の指定要件に関するサブワーキンググループ構成員（2017年）、同ワーキンググループ構成員（2019年）、がんゲノム医療中核拠点病院等連絡会議二次的所見サブワーキンググループ座長（2018年度）、同二次的所見ワーキンググループ座長（2019年度〜）として参画した。

小杉が関係する主な年表

2004年	医療倫理学教授就任、医の倫理委員会委員長拝命、社会健康医学系専攻議長・専攻長拝命
2005年	遺伝カウンセラー・コーディネータユニット採択
2006年	遺伝カウンセラーコース第1期生入学
2008年	MENコンソーシアム発足
2010年	遺伝医療学分野発足
2011年	遺伝医学合同学術集会2011を開催
2012年	臨床研究中核病院整備事業採択
2013年	附属病院遺伝子診療部に常勤スタッフを配置
2015年	医の倫理委員会が厚生労働省倫理審査委員会認定制度で質の高い審査体制と認証
2016年	京都大学特定認定再生医療等委員会委員長拝命
2016年	附属病院倫理支援部発足、部長拝命
2017年	日本遺伝カウンセリング学会・日本遺伝子診療学会理事長拝命、AMED小杉班採択
2018年	京都大学臨床研究審査委員会委員長拝命
2019年	全国遺伝子医療部門連絡会議理事長拝命
2020年	厚労科研小杉班採択、共同研究講座「ゲノム医療学」設置（2021年）承認

小杉が大会長・事務総長を務めた主な学会・セミナー・研修会など

1999年9月	第9回遺伝医学セミナー（京都リサーチパーク）
2002年6月	第8回家族性腫瘍学会学術集会（国立京都国際会館）
2004年5月	第28回日本遺伝カウンセリング学会学術集会（京都リサーチパーク）
2006年1月	遺伝カウンセラー・コーディネータユニット合同イントロダクトリーセミナー（山内ホール）
2007年8月	遺伝カウンセラー・コーディネータユニットシンポジウム（稲盛ホール）
2007年9月	社会健康医学系専攻7周年記念シンポジウム「臨床研究イノベーション」（稲盛ホール）
2010年8月	第1回遺伝カウンセリング研修会（医学部G棟、日本遺伝カウンセリング学会）
2011年6月	遺伝医学合同学術集会2011（第35回日本遺伝カウンセリング学会学術集会・第18回日本遺伝子診療学会大会・第17回日本家族性腫瘍学会学術集会：京都大学百周年時計台記念講堂）
2012年8月	第15回家族性腫瘍セミナー（基礎第3講堂など）
2013年7月	第4回遺伝カウンセリング研修会
2015・2016・2017年度	GCRP（遺伝カウンセリングロールプレイ研修会）京都
2015・2016・2017年度	GCRP金沢
2015年12月	遺伝カウンセラーコース10周年祝賀会
2017年7月	第8回遺伝カウンセリング研修会
2018年11月	厚生労働省倫理委員会委員研修会（医学部G棟）
2019年5月	臨床遺伝情報検索講習会（医学部G棟：日本遺伝子診療学会）
2020年2月	GCRP2019京都（医学部G棟）

　2018年12月に施行された医療法改正に伴って混乱が懸念されていた点について、日本人類遺伝学会理事長 松原洋一氏、全国遺伝子医療部門連絡会議理事長 福嶋義光氏とともに、小杉は日本遺伝カウンセリング学会理事長・日本遺伝子診療学会理事長として厚生労働省の関係者に面談し、遺伝子関連検査の精度管理と研究として実施される遺伝子解析の線引きの困難さや問題の理解、現実的な対応方針の提案を行った（2018年8月）。

今後の展望

　社会健康医学系専攻学位課程における高度専門職人材として遺伝カウンセラーを養成することは重要であり、今後も発展的に継続する必要があると考える。2020年4月現在、全国の認定遺伝カウンセラーの人数は267名であるが、ゲノム医療の進展とともに、より多くの認定遺伝カウンセラーを、質を確保しながら養成していく必要がある。

　遺伝カウンセラーの教育ではマンツーマンの実習指導が特に重要なことから、1校で何十人もの養成を行うことはできない。しかし現在、全国の医科大学のほとんどに遺伝子診療部門が設立されており、実習フィールドとしては各大学に存在するため、養成校を増やしていくことが重要である。実際に2020年には20校が認定養成校となっており、現在さらに3校が認定申請中である。1校で年4、5名の養成とすると、いずれ年100名程度が養成可能となり、あと15年程度で米国並み（人口比）に到達できる。

　認定遺伝カウンセラーの認定開始から15年が経過し、見通しが立ってきた。しかし、多量の座学教材を自前で各校が準備するのは難しいという状況がある。このような状況を鑑み、このたび、コニカミノルタ株式会社との共同研究講座「ゲノム医療学講座」を設置することが決まった。ゲノム医療に対応する認定遺伝カウンセラー教育ツールの開発研究（認定遺伝カウンセラーの人材養成を効果的に実施し、多くの養成校でも使用可能な教育ツールの開発）が最大の目標になる。

　また、次世代シークエンサーなど由来のヒトゲノム情報に関するバイオインフォマティシャン・ゲノミックカウンセラー・ジェネティックエキスパート教育ツールの開発研究、新しいゲノム医療時代の遺伝学的検査に関する課題抽出と問題解決、オンライン遺伝カウンセリング実施に伴う課題抽出と問題解決、網羅的ゲノム解析に伴うゲノミックカウンセリング実施の際の課題抽出と問題解決、国民が安心してゲノム医療を受けるための社会実現に向けた倫理社会的課題抽出と社会環境整備などの重要な課題に対しても検討していく予定である。

{ } Summary

　医療倫理学・遺伝医療学分野では、臨床倫理領域としては、附属病院遺伝子診療部と密接な関係をもちながら、遺伝医療の臨床・研究・教育を実施しており、特に認定遺伝カウンセラーの人材養成に力を入れている。遺伝カウンセラーコース13期生までで、47名の卒業生を送り出している。研究活動も活発で、研究領域・研究手法・共同研究は多岐にわたり、英文原著論文は合計140編に上る。また、教室出身者から教授6名、准教授2名を輩出している。今後も、認定遺伝カウンセラー養成と、わが国の遺伝医療の中心的存在としての発展が期待される。

　研究倫理領域としては、倫理委員会事務局（附属病院倫理支援部）と密接な関係をもって倫理審査の実務業務を中心にこなしている。わが国でも有数の充実した倫理審査体制を構築しており、本学の医学研究基盤として重要なものとなっている。

 文献

1） Kawasaki H, Yamada T, et al; Neonatal Research Network of Japan: The short-term mortality and morbidity of very low birth weight infants with trisomy 18 or trisomy 13 in Japan. J Hum Genet, 2020 Sep 17.

2） Kawasaki H, Yamada T, Takahashi Y, et al: Epidemiology of birth defects in very low birth weight infants in Japan. J Pediatr 10.1016/j.jpeds.2020.07.012, 2020 Jul 5.

3） Tsuchiya M, Yamada T, Akaishi R, et al: Attitudes toward and current status of disclosure of secondary findings from next-generation sequencing: a nation-wide survey of clinical genetics professionals in Japan. J Hum Genet, 2020 Jul 13. [online ahead of print]

4） Kawasaki H, Yamada T, Wada T, et al: Current status and legal/ethical problems in the research use of the tissues of aborted human fetuses in Japan. Congenit Anom (Kyoto), 2020 Jun 23. [online ahead of print]

5） Torishima M, Urao M, Nakayama T, et al: Negative recollections regarding doctor-patient interactions among men receiving a prostate cancer diagnosis: a qualitative study of patient experiences in Japan. BMJ Open 10(1): e032251, 2020.

6） Nagata M, Setoh K, Takahashi M, et al: Association of ALPL variants with serum alkaline phosphatase and bone traits in the general Japanese population: The Nagahama Study. J Hum Genet 65(3): 337–343, 2020.

7） Yamamoto Y, Kanai M, Kou T, et al: Clinical significance of *TP53* variants as possible secondary findings in tumor-only next-generation sequencing. J Hum Genet 65(2): 125–

132, 2020.

8） Taguchi I, Yamada T, Akaishi R, et al: Attitudes of clinical geneticists and certified genetic counselors to genome editing and its clinical applications: a nation-wide questionnaire survey in Japan. J Hum Genet 64(9): 945–954, 2019.

9） Sawai H, Oka K, Ushioda M, et al. National survey of prevalence and prognosis of thanatophoric dysplasia in Japan. Pediatr Int 61(8): 748–753, 2019.

10） Shioda N, Yabuki Y, Yamaguchi K, et al: Targeting G-quadruplex DNA as cognitive function therapy for ATR-X syndrome. Nat Med 24(6): 802–813, 2018.

11） Hosoda Y, Yoshikawa M, Miyake M, et al: CCDC102B confers risk of low vision and blindness in high myopia. Nat Commun 9(1): 1782, 2018.

12） 小杉眞司（編）：遺伝カウンセリングのためのコミュニケーション論，メディカルドウ，大阪，2016.

13） Setoh K, Terao C, Muro S, et al: Three missense variants of metabolic syndrome-related genes are associated with alpha-1 antitrypsin levels. Nat Commun 6: 7754, 2015.

14） Arai Y, Maeda A, Hirami Y, et al: Retinitis pigmentosa with *EYS* mutations is the most prevalent inherited retinal dystrophy in Japanese populations. J Ophthalmol 2015: 819760, 2015.

15） Yoshida A, Dowa Y, Murakami H, et al: Obtaining subjects' consent to publish identifying personal information: current practices and identifying potential issues. BMC Medical Ethics 14(1): 47, 2013.

16） Nishiyama M, Sawai H, Kosugi S: The current state of genetic counseling before and after amniocentesis for fetal karyotyping in Japan: a survey of obstetric hospital clients of a prenatal testing laboratory. J Genet Couns 22(6): 795–804, 2013.

17） Takenouchi S, Miyashita M, Tamura K, et al: Evaluation of the end-of-life nursing education consortium-Japan faculty development program: validity and reliability of the 'end-of-Life Nursing Education Questionnaire'. Journal of Hospice and Palliative Nursing 13(6): 368–375, 2011.

18） Jin ZB, Mandai M, Yokota T, et al: Identifying pathogenic genetic background of simplex or multiplex retinitis pigmentosa patients: a large scale mutation screening study. J Med Genet 45(7): 465–472, 2008.

19） Fujita M, Akabayashi A, Slingsby BT, et al: A model of donors' decision-making in adult-to-adult living donor liver transplantation in Japan: having no choice. Liver Transpl 12(5): 768–774, 2006.

20） Itai K, Asai A, Tsuchiya Y, et al: How do bioethics teachers in Japan cope with ethical disagreement among healthcare university students in the classroom? A survey on educators in charge. J Med Ethics 32(5): 303–308, 2006.

「共有価値の創出」へ向けた
健康情報学の展開

中山健夫　健康情報学分野 教授

「つくる・つたえる・つかう」という視点から
医療・健康情報の有用性を発信する

　健康情報学"health informatics"とは、人間の健康や疾病、医療に関する情報を幅広く扱う新しい学問である[1,2]。医学・医療、そしてパブリックヘルスは、本来、人間の一生を広く対象とするものであることから、本分野では「生・老・病・死に向き合うとき、人間を支え、力づけられるような情報・コミュニケーションのあり方を問う」実践的な学問領域の形成を目指している。

　著名な臨床医であるOslerや日野原によると、「医学は不確実性の科学（science of uncertainty）であり、確率の技術（art of probability）」である。一方、情報については、デジタル理論の創始者であるShannonは「（意思決定において）不確実性（uncertainty）を減ずるもの」としている。医療や健康に関わるさまざまな事象では、期待する結果（疾病予防、治療効果、生活の質の向上など）が得られるかどうか、多因子が複雑に絡む。このような不確実性の高い現実の意思決定において求められる合理性と論理、そして倫理は、エビデンスに基づく医療（evidence-based medicine: EBM）の誕生へつながる[3]。EBM、特にMuir Grayが拡大したエビデンスに基づく保健医療（evidence-based healthcare: EBH）の概念は、健康情報学の大きな柱である。EBHでは、行動・意思決定に影響を与える3要因として情報（evidence）、資源（resource）、価値（value）を挙げている[4]。

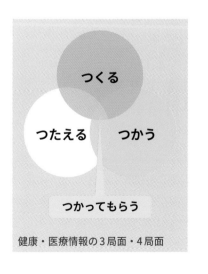

つくる

つたえる　　つかう

つかってもらう

健康・医療情報の3局面・4局面

健康情報学は、情報を「つくる・つたえる・つかう」という視点から、「社会における情報の循環」として、そのダイナミズムを把握し、医療者に限らず、患者・家族などの医療の利用者、生活者全般に役立つこと、個人から社会レベルの意思決定の支援を想定している[5]。そのため、疫学研究によるエビデンスの創出と関連する社会制度や情報倫理、健康・

医療情報の評価・集約・伝達・共有、リテラシーやコミュニケーションなどの幅広い課題を扱う。用いる研究手法は疫学を基盤とし、データ統合型研究から、質的研究など多岐にわたる。近年は、「つくる・つたえる・つかう」の視点に「つかってもらう」を追加し、ヘルスコミュニケーション、健康デザインなどもキーワードとして重視している。

医療・健康情報の有用性（usefulness）を、1994年にShaughnessyは分数の形で、分子に適切性（relevance）と妥当性（validity）、分母に情報にアクセスするための「労力（work）」と「費用（cost）」を置いて、概念的に提示した[6]。その後、インターネット時代の到来を反映して「双方向性（interactivity）」の追加が提案された。本分野の活動では、さらに、情報を得るタイミングの重要さとして「適時性（timeliness）」、利用者にとって重要な要素として「わかりやすさ（understandability）」を追加している。健康情報学の取り組みは、情報の有用性を示すこの分数の分子を大きくし、分母を小さくする社会的基盤の整備を目指している。

本分野は、医療職に限らず多様な経験・背景をもつ方々、多くの国々から留学生が集まり、それぞれの問題意識で幅広くパブリックヘルスを学び、さまざまなテーマの研究を進めてきた。前身である医療システム情報学分野の時代からこれまで（2021年1月時点）、専門職（2003年度までの修士含む）95名、博士（後期課程・医学博士課程）26名が学位を取得している。

多様な研究活動・情報発信活動で
異なる立場の者同士の互恵・互敬的関係の構築を目指す

エビデンスに基づく保健医療：診療ガイドラインの作成・普及

1991年に、適切な臨床判断に至る方法として、臨床疫学が発展してEBMが誕生した。現在は、すべての医療職から健康政策レベルまで "evidence-based" の考え方は広く知られている。人間を対象としたエビデンスを「つくる」には、人間集団の観察を通して治療の有効性や疾病の原因・リスク、頻度、予後の解明を目指す疫学（臨床試験を含む）が基盤となる。

誤解されている場合も多いが、EBMは一般論としてのエビデンスだけで個々の問題解決を求めるものではなく、研究によるエビデンスと医療者の経験、患者の価値観、臨床的な状況（患者の個別性・多様性と医療を行う場）を統合し、よりよい患者ケアの実現を目指すものである[7]。この視点に立つと、質の高い（≒不確実性を減じる）情報（≒エビデンス）だけではなく、これらの情報を医療者間、医療者と患者・家族、そして患者間で共有するためのコミュニケーションの大きな意義も理解される。

　疫学を用いた臨床研究の発展により多くのエビデンスが蓄積されつつあるが、同時に、エビデンス・診療ギャップにも関心が高まっている。近年では、国内外で普及と実装の科学（dissemination & implementation science）の領域への関心も高まっている。

　診療行為の向上に役立つ情報を現場に「つたえる」ツールとして、診療ガ

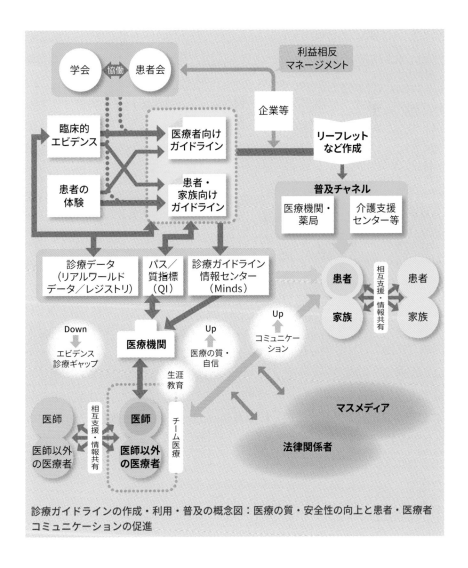

診療ガイドラインの作成・利用・普及の概念図：医療の質・安全性の向上と患者・医療者コミュニケーションの促進

イドラインの意義は大きい。診療ガイドラインとは、「診療上の重要度の高い医療行為について、エビデンスのシステマティックレビューとその相対評価、益と害のバランスなどを考量し、最善の患者アウトカムを目指した推奨を提示することで、患者と医療者の意思決定を支援する文書」（日本医療機能評価機構Minds）である。最良の診療ガイドラインでも、その推奨は一般論であり、個々の患者の状況に応じた判断を抑制するものではない。そのような特性を理解した上で利用すれば、医療者、そして患者・家族にとって意思決定を助ける有用な情報源となる。健康情報学は、診療ガイドラインの適切な作成・利用・普及を通して、医療・社会における情報基盤の充実に取り組んでいる[8〜16]。

患者と医療者：情報共有から共創へ

　診療ガイドラインは、患者の視点を反映させることで、医療者のみならず、患者・家族にとっても有用な情報となる。診療ガイドラインの評価に広く用いられている AGREE II（The Appraisal of Guidelines for Research and Evaluation II）の項目の1つに「患者の視点や意向は考慮されたか」が問われている。

　2000年代後半、診療ガイドラインに関する厚生労働科学研究班（代表：中山健夫）が患者会、非医療者を中心に「診療ガイドライン作成への患者参加のためのガイドライン」を開発し[17]、日本小児アレルギー学会との協働で「患者さんとその家族のためのぜんそくハンドブック2008」、厚生労働科学研究「2009年度第一四半期の新型インフルエンザ対策実施を踏まえた情報提供のあり方に関する研究（代表：安井良則)」による新型インフルエンザ対策パンフレット（ぜんそく・糖尿病・がん・妊婦向け）の作成に携わった。これらは、医療、パブリックヘルスの場で異なる立場の人々の協働から共創（co-design/co-production/co-creation）への貴重な経験であった。現在、Mindsの患者・市民支援部会がこの取り組みを引き継いでいる。

　EBMの浸透により、エビデンスの整備（信頼性・確実性）と、主にその限界（不確実性）も明らかにされてきた。医療者と患者が、ともにエビデンスの信頼性と限界、その役割を知り、医療者は責任と倫理を踏まえて患者の陥りやすい問題を把握し、診療ガイドラインを用いて対話的に治療方針を決めていく調和的な医療モデルとして "shared decision making" が注目されている[18, 19]。臨床現場、そして社会における診療ガイドラインの適切な活用を目指して、EBMを基点とし、患者の視点・価値観、経済的課題、倫理、法律など多角的な検討・取り組みを進めたい。

エビデンス
◆臨床疫学研究
◆システマティックレビュー
◆根拠に基づく診療ガイドライン
◆定量的
◆バイアスが少ない
◆足場となる一般論

両方大切
「エビデンス」と
「ナラティブ」は
隣り合わせ

ナラティブ
◆語り・体験談・闘病記…
◆定性的
◆多様性
◆個別性
◆共感性

エビデンス＆ナラティブ

エビデンスとナラティブと

　エビデンス、そして診療ガイドラインが臨床現場で重視される一方、一般論だけではなく、患者の体験、語りといった個別性の高い質的な情報への関心も高まりつつある[20]。EBMの推進者でもあるHurwitz, Greenhalghはnarrative-based medicine（NBM）を提案し、多くの共感を集めた。2001年、英国オックスフォード大学を起点に、患者の語りのデータベース、"Database of Individual Patients Experiences（DIPEx）"が誕生し、国内でも2006年に、健康と病いの語りディペックス・ジャパン（DIPEx-J）が発足した[21]。現在、DIPEx-Jでは乳がん、前立腺がん、大腸がん検診、認知症、臨床試験・治験、慢性の痛み、クローン病の語りが公開され、障害学生、心不全、医療的ケア児の家族のプロジェクトが進行している。DIPEx-Jは、個々のインタビューのテキストデータをシェアリングしており、Torishimaらが、医師の診断告知における前立腺がん患者の否定的な記憶のテーマ分析を発表している[22]。

　量的なエビデンスと質的なナラティブにおける「ばらつき」（変動、variance、variation）のもつ意味の違いは興味深い。偏りを減らし、代表性を重視してランダムであることを理想とする疫学的な視点からは、DIPExが協力者のリクルートで用いる"maximum variation sampling"はかけ離れたものと感じられる。しかし、DIPExの目指すところが、一般論ではなく、多様性・個別性であることを知ると、意図的に幅広い対象者から協力を得ようとする、そのサンプリング方法の特性と意義が理解される。すなわち、量的な情報としてエビデンスを提示する疫学では、「ばらつき（変動）」は誤差、不確実性、ノイズであるが、ナラティブでは多様性であり、個別性であり、それ自体が価値といえる。エビデンスとナラティブの関係を示す。それぞれの特徴ゆえに、エビデンスとナラティブは隣り合わせであり、両方大切であることを強調したい。

疫学研究と健康情報学

　2003年のヒトゲノム解読完了に先立ち、PeltonenはScience誌で「基礎的研究は複雑な疾病遺伝子の最初の識別や機能分析に大きな価値をもつが、人間の疾病におけるこれらの関与は、広範囲の、複数の異なった人口集団で

の疫学研究によってなされるべき」と述べた[23]。当時、"improving the health of future generations"というスローガンで、英国は世界に先駆けてバイオバンクの構築を推進し、50万人を超える国民が参加した。その取り組みは、ゲノム科学としては刮目すべきものであったが、参加者自身の健康づくりや疾病予防、さらには地域開発といったパブリックヘルスの視点は乏しいともいえた。

先端科学とパブリックヘルスの調和を目指して、2006年以降、京都大学医学研究科は滋賀県長浜市と協定を結び、住民を対象としたゲノム疫学研究・ながはま0次予防コホート事業（長浜スタディ）を進めている。当時の「ヒトゲノム・遺伝子解析研究に関する倫理指針」では、病院における当該疾患の患者と非患者の間で特定の遺伝子多型の頻度を比較する相関研究、候補遺伝子アプローチが想定されており、急速に進んでいた地域でのコホート研究やゲノムワイドアプローチの議論との間に乖離が生じていた。また、研究目的に個人情報のボランティア的な提供を求めるだけでなく、研究者が有用な健康情報を参加者や地域に還元し、双方向のコミュニケーションに配慮することが、参加者・自治体・地域組織との長期的な関係構築に重要であった。本事業では市民、自治体、研究者、有識者による約2年間の協議を経て、地域における遺伝子情報に代表されるセンシティブな個人情報の保護と活用の調和を目指し、2008年に全国初の試みとして「ながはま0次予防コホート事業における試料等の蓄積及び管理運用に関するルール」（ながはまルール条例）を成立させた[24]。同条例のもとで、本事業はベースライン調査となる0次健診システムを構築し、2010年11月に目標の1万人を超える方々が参加された。事業運営にあたっては、2009年8月に発足したNPO法人 健康づくり0次クラブを中心とする市民の積極的な活動、市民への啓発・情報提供、研究者との交流事業が大きな役割を担った。市民と地域社会が先端科学に主体的に関わり、地域社会の活性化を目指すという、社会と研究の新しい関係の可能性は、科学技術白書（平成23年版）の「第1部 社会とともに創り進める科学技術」において、社会・国民の参画による科学技術を活かした課題達成の事例として紹介された[25]。

長浜スタディのデータは、参加者の同意を得て、独立行政法人 科学技術振興財団のバイオサイエンスデータベースセンター（NBDC）のゲノム情報の統合データベースに提供されている。

ビッグデータ時代の健康情報

ビッグデータは、「通常のデータベース管理ツールなどで取り扱うことが困難なほど巨大なデータの集まりであり、構造化データおよび非構造化データを含む」ものとされ、その特徴として、Volume（量）、Velocity（発生

速度、更新頻度、リアルタイム処理）、Variety（多様性）、そしてVeracity（正確さ）を加えた4Vが強調されている。ビッグデータを正しく活用することで、これまでの人間が目にできなかった新たなVision（視野）を獲得し、Value（価値）を創造することが期待されている[26, 27]。医学・医療のビッグデータに関しては、遺伝子・ゲノムを中心とする「生命科学・生物医学」の領域と大きな重複部分をもちながら、必ずしもそれらを含まない「パブリックヘルス、ヘルスケア」の領域がある。近年では、生体機能や生活状況を記録する各種の測定機器が発展し、第3の領域として「健康・生活」が急速に拡大している。

　ビッグデータのなかの「構造化された」部分であり、無限の広がりをもつビッグデータの世界への現実的な入口が「大規模データベース」である[28]。厚生労働省が構築・運営するレセプト情報・特定健診等情報データベース（National Database of Health Insurance Claims and Specific Health Checkups of Japan: NDB）は、年間約20億件のレセプト（診療報酬明細書）、約2千万人の特定圏データが蓄積されており、その活用は多方面から注目されている。また、2002年に導入されたDPC（Diagnosis Procedure Combination：診断群分類）のデータも、データベース化と研究利用が進んでいる。DPCやレセプトは、通常の診療活動で発生する"administrative data（業務データ）"であり、医療資源の適正配置の検討、治療介入の有効性・安全性やエビデンス診療ギャップの評価に活用できる。

　臨床家が独自にデータを登録して構築する症例レジストリも、各領域で発展している。本分野では、各科の臨床家と協力してレジストリによる臨床研究に携わってきた。日本脳神経学会が行った未破裂脳動脈瘤の多施設コホート研究であるUCAS（Unruptured Cerebral Aneurysm Study）Japanでは、患者5,720名で発見された脳動脈瘤6,697個が登録され、11,660動脈瘤・年の追跡から年間破裂率が0.95%であることを報告し[29]、その結果に基づく予測モデルを開発した[30, 31]。

　個人情報保護法（2005年）の全面施行以降、個人情報は保護が偏重され、社会において自分の情報は外に出さないことがよいとする風潮が強まった[32, 33]。しかし、情報は保護するとともに、適切な形で他の人々と共有することで、自分の情報だけではわからなかった、より深い意味をもつ情報として、また自分に戻ってくる。その可能性を私たちに改めて示してくれているのが、ビッグデータであろう。2009年にノーベル経済学賞を受賞したElinor Ostromによる新しい「共有地〈コモンズ〉」の考え方は興味深い。これは、本来「奪い合い、荒れ果てる"コモンズの悲劇"」を越える、コミュニティにおける土地の利用のあり方を提示したものであるが、情報の「コモンズ」も、「奪い合い」や「独り占め」ではなく人々が「持ち寄る」ことで、

「共有知」という社会資源を生み出せるであろう[34]。

インターネットでの情報発信

　健康・医療に関して、企業、民間団体、そしてソーシャルメディアの発展によって、個人からも多様な情報がインターネット上で発信されており、玉石混交の状態が続いている。2016年にはDeNA社のキュレーションメディアであったWELQで、医薬品、医療機器等の品質、有効性及び安全性の確保等に関する法律（薬機法）、医療法などの法律違反の可能性も含めた重大な不正確情報の問題が生じ、社会的に大きく注目された。そのようななかで、政府・自治体、健康・医療に関わる専門的な組織の提供する情報への信頼と期待は高い。以下に、公的主体を中心に本分野が関与しているインターネットの情報発信サイトを紹介する。

1）Mindsガイドラインライブラリ

　2002年度に日本医療機能評価機構が開設、2011年度から厚生労働省委託事業。主として学会の作成した診療ガイドラインをデータベース化して公開している（2020年8月時点、診療ガイドライン276件が掲載）。Mindsは、診療ガイドラインの①作成支援、②評価選定・公開、③活用促進、④患者・市民支援の4事業を柱としており、専門家、有識者による部会、運営委員会が活動を支えている。

2）健康情報サイトe−ヘルスネット

　2007年度に厚生労働省事業として開始され、生活習慣病予防、健康政策、身体活動・運動、栄養・食生活、休養・こころの健康、歯・口腔の健康、飲酒、喫煙、感覚器などについて専門家が情報を提供している。各領域の専門家による情報評価委員会が運営方針を決定している。近年は委員・執筆者を明示して、ウェブ情報としての信頼性を高めている。

3）「統合医療」情報発信サイトeJIM

　厚生労働省事業として2014年度に開始され、多分野の専門家からなる文献調査委員会が運営にあたっている。補完代替医療領域のコクラン・レビューの日本語サマリー、漢方治療や鍼灸のエビデンスレポート、一般向けの健康情報の見極め方（情報を見極めるための10か条、情報の見極め方クイズ）なども提供されている。

4）国立がん研究センター　がん情報サービス

　がん対策基本法（2016年改正法施行）に基づく、がん対策推進基本計画は、がん患者を含めた国民ががんに関する適切な情報の提供を受けることを強調している。国立がん研究センターがん対策情報センターは、「正しい情報に基づいて、国民のためのがん対策推進を支援する」ことを使命として、「すべての人が、がんに関する正しい情報に基づいた行動ができる」ことを

活動目標に掲げ、がんに関するさまざまな情報を収集・分析し、広く国民（障害をもつ方々のための音声資料、点字資料を含む）に提供している。

5）お薬情報サイト（準備中）

日本医療研究開発機構（AMED）の「患者・消費者向けの医薬品情報等の提供のあり方に関する研究班」（代表：山本美智子）が作成する、一般向けの薬に関する情報提供サイト。信頼できる薬に関する最新の情報と、関連する医療情報を提供するサイトの構築を目指している。

以上の公的サイトは、委託・運営主体が異なり、連携は限られている。より多くの国民が、信頼できる健康・医療情報へより多くアクセスできるようになるために、運営主体の間での経験の共有、サイト上での相互紹介など、横断的な情報基盤の整備を進めたい。以下は、本分野の独自活動によるウェブサイトである。

6）薬局情報グループ

薬局薬剤師による公衆衛生への貢献について、臨床研究と人材育成に取り組んできた岡田浩が、2017年に薬局薬剤師による血圧コントロールのクラスターRCT "The COMmunity Pharmacists ASSist for Blood Pressure（COMPASS-BP）" [35, 36] で学位取得後、カナダ・アルバータ大学に留学した。並行して、京大SPIRITS（「知の越境」融合チーム研究プログラム）より「地域薬局を活用した慢性疾患患者支援制度の国際比較と日本型モデルの提示」への助成を得て、日本とカナダの薬局での糖尿病患者のレジストリ研究RxING Registry、オーストラリア・シドニー大学と薬局業務の質を評価するQI（quality indicator）開発：JP-QUEST、アイルランド・コーク大学とニュージーランド・オークランド大学との薬局薬剤師の意識調査比較、という3つの国際共同研究を実施した。2018年には、それらを総括して日加豪独国際シンポジウム「薬局での患者ケア：今こそ、薬局業務を見直す時！（Patient Care: Time to Reset our Priorities!）」を、海外シンポジスト4名を招聘して芝蘭会館で開催した。2019年に岡田が帰国し、阪神調剤薬局、中川調剤薬局との共同研究「薬局での健康支援のための人材育成プログラムの開発」に取り組んでいる。2020年4月からのCOVID-19感染拡大下では、グループウェブサイトでCOVID-19対策の教育動画や市民向けの情報発信を行い、薬剤師の国際団体であるFIP（国際薬剤師薬学連合）と覚書を締結して、COVID-19対策ガイドを翻訳し公開している。

7）健康design studio

本分野でMPHを取得した戒田信賢（株式会社電通）の提案によりスタートした、生活者・患者・社会を健康に誘うため、領域や立場を越えた「知識・経験の共有」「知恵の統合」「解決に向けたアイデアの共創」を目的としたプラットフォーム。コンセプトは「創りたい未来はだいたいみんな、おん

なじ。だったら創りたい未来は、みんなで創る」。コロナ対策をはじめ、さまざまな領域からの有志による健康づくりに関する寄稿、連載を幅広く提供している。

8）KYOTO SCOPE

博士課程院生・池田裕美枝の提案によりスタートした、社会的な困難を抱えた女性と医療現場で接する際、その背景をさまざまな角度から理解し、有効な支援につなげるためのプラットフォーム。科学技術振興機構社会技術研究開発センターの「安全な暮らしをつくる新しい公／私空間の構築」（2017～2020年度）の研究課題を起点として、病院でのソーシャルワークを活性化させるため取り組みを展開する。医療者やケースワーカー側が望まれる、対象者の背景にある「トラウマへの気づき」を仮想症例から学べるモデルケース、医療だけでは解決できない、さまざまな困りごとを継続支援してくれる組織など、社会資源のリストなどを提供している。京都大学学際融合教育研究推進センター「リプロダクティブ・ヘルス＆ライツ ライトユニット」としても活動を展開している。

今後の展望

健康情報学の枠組み、目指すところ、取り組みのいくつかを紹介した。本稿で述べた、医療における医療者と患者・家族の関係、研究における研究者と地域・住民との関係は、立場の異なる者の新たな協働の可能性である。これらの両者は対立的、背反的に捉えられることもあったが、今日の困難な社会的諸課題と対峙するには、情報の共有、双方向のコミュニケーションによって両者が影響を与え合い、その相互作用から新たな視点と解決策を提示できるかが問われている。

近年、著名な経営学者Michael Porterが提唱し、世界的に注目されている「共有価値の創造"creating share value（CSV）"」の概念は、パブリックヘルスにとっても大いに示唆深い。健康情報学は、情報とコミュニケーションで異なる立場の人間をつなぎ、共有できる価値の創出に向けた互恵・互敬的（reciprocal）関係の構築に資するパブリックヘルス・サイエンスを目指したいと願っている。

Summary

　健康情報学とは、人間の健康や疾病、医療に関する情報を幅広く扱う新しい学問である。本分野では「生・老・病・死に向き合うとき、人間を支え、力づけられるような情報・コミュニケーションのあり方を問う」実践的な学問領域の形成を目指している。健康情報学は、情報とコミュニケーションで多様な立場の人間をつなぎ、共有できる価値の創出に向けた、互恵・互敬的関係の構築に資するパブリックヘルス・サイエンスとなることを願っている。

文献

1）中山健夫：健康・医療の情報を読み解く―健康情報学への招待第2版，丸善出版，東京，2014.

2）Nakayama T: Evidence-based healthcare and health informatics: derivations and extension of epidemiology. J Epidemiol 16(3): 93–100, 2006.

3）Guyatt GH: Evidence-based medicine. ACP Journal Club 114: A16, 1991.

4）Muir Gray JA（津谷喜一郎，高原亮治：監訳）：根拠に基づく保健医療，エルゼビア・ジャパン，東京，2005.

5）中山健夫：社会と健康を科学するパブリックヘルス（9）健康情報学の展開．日本公衛誌58（8）：640–645，2011.

6）Shaughnessy AF, Slawson DC, Bennett JH: Becoming an information master: a guidebook to the medical information jungle. J Fam Pract 39(5): 489–499, 1994.

7）Straus SE, Richardson WS, Glasziou P, et al: Evidence-Based Medicine: How to Practice and Teach EBM, 5th ed, Churchill Livingstone, Edinburgh, 2019.

8）Nakayama T, Budgell B, Tsutani K: Confusion about the concept of clinical practice guidelines in Japan: on the way to a social consensus. Int J Qual Health Care 15(4): 359–360, 2003.

9）Nakayama T, Fukui T, Fukuhara S, et al: Comparison between impact factors and citations in evidence-based practice guidelines. JAMA 290(6): 755–756, 2003.

10）Satoh T, Nakayama T, Sato Y, et al: Physicians' awareness regarding evidence-based medicine, practice guidelines and clinical information resources in Japan: needs assessment prior to the initiation of "Medical Information Network Distribution Service (Minds)". Gen Med 5(1): 13–20, 2004.

11）Nomura H, Nakayama T: The Japanese healthcare system: The issue is to solve the "tragedy of the commons" without making another. BMJ 331: 648–649, 2005.

12）Kokudo N, Sasaki Y, Nakayama T, et al: Dissemination of evidence-based clinical practice guidelines for hepatocellular carcinoma among Japanese hepatologists, liver surgeons and primary care physicians. Gut 56(7): 1020–1021, 2007.

13）中山健夫：プラタナス　診療ガイドラインの今，これから．日本医事新報4639：1，2008.

14）小島原典子，中山健夫，森實敏夫，ほか（編）：Minds診療ガイドライン作成マニュアル2017,

公益財団法人日本医療機能評価機構，東京，2017.

15） Kojima M, Nakayama T, Otani T, et al: Integrating patients' perceptions into clinical practice guidelines for the management of rheumatoid arthritis in Japan. Mod Rheumatol 27(6): 924–929, 2017.

16） Sasaki S, Imura H, Sakai K, et al: Updates to and quality of clinical practice guidelines for high-priority diseases in Japan. Int J Qual Health Care 31(10): G139–G145, 2019.

17） 栗山真理子，北澤京子，中山健夫：診療ガイドライン作成に患者・支援者が参画するための提案—PIGL2016の骨子について．医事新報4818：13–15，2016.

18） 中山健夫：新しい患者-病院関係：shared decision making．病院78（11）：807–811，2019.

19） 中山健夫（編著）：これから始める！シェアード・ディシジョンメイキング—新しい医療のコミュニケーション，日本医事新報社，東京，2017.

20） 中山健夫：医学系図書館員への期待—エビデンス・ナラティブ情報にどう向き合うか？—．医学図書館58：282–286，2011.

21） 佐藤（佐久間）りか，別府宏圀，中山健夫，ほか：「患者の語り」のデータベースが医療にもたらすもの—英国DIPExの試み．あいみっく27：16–19，2006.

22） Torishima M, Urao M, Nakayama T, et al: Negative recollections regarding doctor-patient interactions among men receiving a prostate cancer diagnosis: a qualitative study of patient experiences in Japan. BMJ Open 10(1): e032251, 2020.

23） Peltonen L, McKusick VA: Genomics and medicine. Dissecting human disease in the postgenomic era. Science 291(5507): 1224–1229, 2001.

24） 中山健夫：地域におけるゲノム疫学と健康づくり活動：情報保護と活用の"ルール"．日遺伝カウンセリング会誌31：117–121，2010.

25） 文部科学省：平成23年版 科学技術白書，p96，2011.

26） 中山健夫（監修）：医療ビッグデータがもたらす社会変革，日経BP社，東京，2014

27） 中山健夫（監修）：週刊医学界新聞3107号 2015年新年号特集〈医療の未来を創るビッグデータ—情報共有地（コモンズ）の実現を目指して，医学書院，東京，2015

28） Kimura S, Sato T, Ikeda S, et al: Development of a database of health insurance claims: standardization of disease classifications and anonymous record linkage. J Epidemiol 20(5): 413–419, 2010.

29） UCAS Japan Investigators: The natural course of unruptured cerebral aneurysms in a Japanese cohort. N Engl J Med 366(26): 2474–2482, 2012.

30） Tominari S, Morita A, et al; UCAS Japan Investigators: Prediction model for 3-year rupture risk of unruptured cerebral aneurysms in Japanese patients. Ann Neurol 77(6): 1050–1059, 2015.

31） Greving JP, Wermer MJH, Brown RD Jr, et al: Development of the PHASES score for prediction of risk of rupture of intracranial aneurysms: a pooled an s alysis of six prospective cohort studies. Lancet Neurol 13(1): 59–66, 2014.

32） 高橋由光，瓜生原葉子，井上真智子，ほか：医療等分野における番号制度導入への医師を対象にした意識調査．日本公衛誌62（7）：325–337，2015.

33） 荒木和夫，増澤祐子，高橋由光，ほか：医学研究に関する個人情報保護・研究倫理関係法令等の体系，適用関係および適用除外についての調査研究．日本公衛誌65（12）：730–743，2018.

34） 中山健夫：健康情報コモンズ，ディジタルアーカイブズ，東京，2013.

35） Okada H, Onda M, Shoji M, et al: Effects of lifestyle advice provided by pharmacists on blood pressure: The COMmunity Pharmacists ASSist for Blood Pressure (COMPASS-BP) randomized trial. Biosci Trends 11(6): 632–639, 2017.

36） Okada H, Johnston K, Nakayama T, et al: Economic Evaluation of Pharmacists Tackling the Burden of Hypertension in Japan. Hypertension 74: e54–e55, 2019.

医学と社会を
コミュニケーションでつなぐ

岩隈美穂　医学コミュニケーション学分野 准教授

社会学、障害学など社会科学の視点を取り入れた
ヘルスコミュニケーション学とは

ヘルスコミュニケーションを包括するコミュニケーション学

　2009年に医学コミュニケーション学分野は、「医学と社会をコミュニケーションでつなぐ」という目標を掲げて開講した[1,2]。ヘルスコミュニケーションは、もともと社会科学におけるコミュニケーション学の1つであり、その知見を保健医療に応用させ発展してきた[3]。コミュニケーション学は、ヘルスコミュニケーションのほか、政治コミュニケーション、メディアコミュニケーション（メディアスタディ）、組織内コミュニケーション、というように、研究単位（ミクロ・メゾ・マクロ）やコンテキスト（医学・医療や政治）によって細分化している[注1]。

　Ratzan[4]はヘルスコミュニケーションを、健康および健康に関連する諸行動（保健行動）について、個人や組織に情報を与え、影響を及ぼし、行動を動機づけるための熟練技術（art and technology）としている。ヘルスコミュニケーションというと、主に「患者–医療者」間のコミュニケーションが思い浮かぶが、その範囲は個人内・対人レベルのコミュニケーション（ミクロ）だけでなく、近年のマスメディアコミュニケーション（マクロ）まで広範囲に及ぶ。

[注1] 米国留学中、コミュニケーション学を専攻しているというと「将来はニュースキャスターに？」と聞かれたことが何回かあるが、日本の学会でコミュニケーションが専門です、と自己紹介をしたところ「接遇とマナーを教えているのですか」と聞かれ、日米でこれほどコミュニケーションという言葉に対するイメージが違うのか、とたいへん驚いたことがある。

以下に、日本におけるヘルスコミュニケーション学の概観を示す。1は、医学・医療関係者と医療消費者・市民のコミュニケーションを指し、コミュニケーションチャネルとして、対人コミュニケーションとメディアコミュニケーションを含む。2は、多職種連携を含む医学・医療関係者相互のコミュニケーションにあた

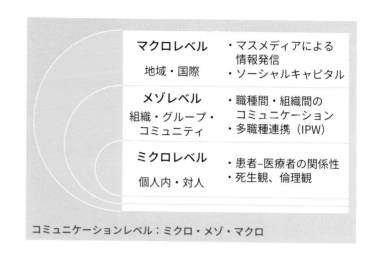

コミュニケーションレベル：ミクロ・メゾ・マクロ

るが、ヘルスコミュニケーションに重要な要素である学術研究コミュニケーションと医学知識の医療関係者への普及・広報を「メディカルコミュニケーション学」と呼んでいる。最後に、対人・メディアによる医療消費者・市民相互のコミュニケーションは3の領域になる。そして1、2、3を包括するのが、ヘルスコミュニケーション学である（日本ヘルスコミュニケーション学会ホームページより）[注2]。

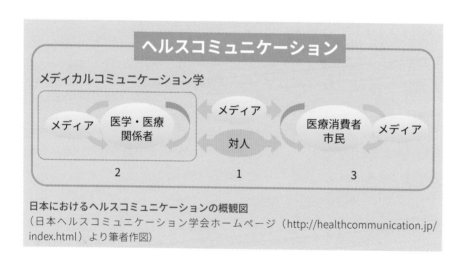

日本におけるヘルスコミュニケーションの概観図
（日本ヘルスコミュニケーション学会ホームページ（http://healthcommunication.jp/index.html）より筆者作図）

[注2] 日本ヘルスコミュニケーション学会（Japanese Association of Health Communication: JAHC）は、2009年に研究会から始まり、2011年からはヘルスコミュニケーション学会に名称を変更し、2010年からは学会誌も発行されている。JAHCは、医療系でコミュニケーションに興味がある研究者と、筆者（岩隈）のようにコミュニケーション学から医療に入ってきた研究者が集う数少ないコミュニティであり、かつ医療系とコミュニケーション学系の「異文化コミュニケーション」の実験のような場で、お互いの無自覚な常識について気づくことが多い。

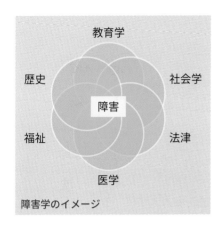

障害学のイメージ

障害（障がい）学

　研究室の教員である岩隈は障害学でポスドクを行い、これまで障害（者）に関する多くの研究を行ってきた[5,6,7,8]。障害学とは「障害学、障害を分析の切り口として確立する学問、思想、知の運動である」と定義され[9]、社会が彼・彼女らに対して設けている障壁を取り除くことを提唱する「社会モデル」を核としている。さらに社会モデルは、International Classification of Impairments, Disability and Handicap（ICIDH）から International Classification of Functioning（ICF）への改訂に大きな影響を与えた[注3]。医学の世界では、障害（者）を「生物学的・生理学的・医学的」視点から捉え、障害学ではそれを「社会性・相対性・関係性」から研究し、また教育、歴史、法学、建築、医学・医療などにまたがって「障害（者）」を扱ってきた部分を数珠つなぎにしたようなイメージでも表される。

　また障害学では、障害当事者は研究の対象者としてだけでなく、博士号といった学位を取得し、当事者の視点を取り入れ研究を行っている点が、それまでの障害を扱っていた学問領域（例えばリハビリテーションや特殊教育）と大きく違う[10,11]。

質的研究

　教室では、これまで主に質的研究方法を使って研究を行ってきた[12~15]。障害学生支援研究では、大学コンソーシアム京都からの助成により、「大学での障害者差別解消へ向けたアクセシビリティと合理的配慮のDBの構築—障害学生支援室連携組織の設立へ向けて」というテーマで、京都産業大学、同志社大学、京都大学の研究者、学生支援者との共同研究を行った[16]。

　この研究では、複数の質的研究方法を組み合わせて（エスノグラフィーとインタビュー）、学生支援担当者が、現場で試行錯誤しながら積み上げてきたノウハウや支援スキル、実際にどのようなやりとりが支援現場で交わされているのか、を明らかにした[16]。そして障害学生支援の研究から現在、筆者（岩隈）はディペックス・ジャパンでの「障害学生の語り」データベース構築のためのアドバイザリーボードを務めている。そしてディペックスとの関わりが、後述する「語りの国際比較」への着想となった。

[注3]　社会モデルは、障害は個人の問題であり、医学の力を借りつつ本人（と周り）の努力で克服すべきという「医学モデル」に対しての批判から生まれた。

社会支援や新たな調査手法を通じて
教育・研究・社会活動を展開
教室で取り組み、研究と社会活動が1つになった支援・調査

　教育活動として、医学コミュニケーション学分野は、京都大学大学院医学研究科社会健康医学系専攻（SPH）で3つの授業を現在提供している。前期前半の医学コミュニケーション・基礎では、ヘルスコミュニケーションの前提である、コミュニケーション学のなかでもあまり語られることがない、非言語コミュニケーションを中心に取り上げ、前期後半の医療社会学では、医学・医療を社会学の視点から捉え、患者役割、エンハンスメント、医療化といった概念を紹介している。後期（15回）は医学コミュニケーション・演習を担当し、質的研究手法（Steps for Coding and Theorization（SCAT）、エスノグラフィー、テーマ分析など）をいくつか取り上げ、実際にデータを使用し分析までを行っている。

　教室で取り組み、研究と社会活動が1つになった例として、福島県川内村での支援活動と調査がある。この活動は、2012年1月31日に復興へ向けた帰村宣言を発表した福島県川内村に対し、環境衛生学分野および健康情報学分野と協働で取り組んだ。医学コミュニケーション学分野は、帰村後の経済的再建などに対する不安、また、家族が避難先と川内村に分かれて生活することの難しさなどから、さまざまな心の悩みや複雑な問題を抱えている村民に対して「心のケア」を担当した。具体的には、川内村住民を対象に、千光寺の住職である大下大圓氏の協力で、音楽を聴きながらの瞑想や、呼吸法などによるリラクセーションプログラムの開催、村の復興へ向けて努力を続けている村役場の職員向けに「ケアする人のケア」研修会、そして、住民からの相談を受ける立場にある民生委員を対象とした傾聴研修を行った。また支援活動と並行して、以上のプログラム・講習会の総括[17]、および住民参加者の心理的変化をアンケートと自由記載で分析を行い、混合研究法による調査を初めて手がけた[18]。

　研究手法は、大きく量的研究と質的研究に分けられ、それぞれ存在論、認識論、方法論に違いがある[19]。量的研究は、自然科学の応用から発達して「法則」の発見を目指し、予測や一般化を重視する。そのため、その存在論は「現実は1つ」と考えている。一方で、質的研究は相対主義であり「現実は個々の経験や知識のなかに存在している」と考え、そのため研究者の主観を自覚し分析に積極的に取り入れる。目指すのは「ルール」の発見であり、動機がテーマであることが多い。質的研究は「どうして」「なぜ」といった研究テーマに向いており、短所としてはすでに起こったことの説明に終始している、と批判を受けることがある。量的研究は予測に向いているとされているが、集団を対象にする手法であるため、一般化には向いているが、個人の理解や

世界観を知る研究目的にはそぐわない。川内村での研究は、量的研究で集団としての傾向をつかみつつ、被災した住民たちの個別性の高い心理的状況についての個々の細やかなニュアンスも担保する質的研究を組み合わせた混合研究法の強みを実感した。

障害者の高齢化：エイジング研究のフロンティア

　健常者が年をとることについて不安になるのは、サポートする術を知らないから。たとえば物理的な障害があらわれたとき、どうしようとか。僕らはもう障害があって車いすであるということで、いろんなバリアがあって、それをどうしたらいいか知っているから。

　上記は、岩隈が以前行った障害者へのインタビュー調査中に、研究参加者から出てきた言葉である[20]。

　超高齢社会のわが国において、近年 “エイジング・イン・プレイス（aging in place: AIP）「住み慣れた地域で（たとえ要介護状態になっても）豊かに年を重ねる」”という言葉がよく聞かれる。AIPは、「地域包括ケア」や「アクティブ・エイジング（活動的な高齢化）」のコアとなる概念の1つである。地域生活を長年行っている障害者たちは、試行錯誤しながらコミュニティで「障害との共生」を実践してきたAIPの先駆者たちといえるが、障害者からAIPの秘訣を学ぶ、という発想はこれまでなかった。

　これまでの医学や福祉分野では、障害者とは福祉サービスの受け手であり、医療の消費者であるという前提であるが、彼ら・彼女らが長年にわたって「障害と共生する」知恵や工夫は、これまで積極的に整理・集約・活用される機会がきわめて少なかった[21]。現在、地域で暮らす障害者（特に重度身体障害者）のAIPに関する知恵や工夫を、混合研究法で調査している。

　量的研究では、インターネットQ&Aサイト「Yahoo! 知恵袋」に投稿された障害当事者たちによる生活や暮らしに関する質問・回答内容を計量テキスト分析によって分析し、障害をもちながら生活する「集合知」を調査している。インターネットを使う障害者は年々増えており、利用目的としては、「知りたいことを調べるため」が障害別、性別にかかわらず上位を占めている。知りたいことを調べる方法の1つとして、インターネット上のQ&Aサイトで質問を投稿し、見知らぬ人から回答を得るユーザー生成メディア（consumer generated media: CGM）がある。「Yahoo! 知恵袋」はそのCGMの1つで、利用者同士が知恵を出し合う互助の場として機能している。外出への制約が多い障害者の場合、障害に関する集合知はインターネットに蓄積されている可能性が高いが、CGMの内容まで踏み込んだ研究はこれまでなかった。

質的研究では、地域で暮らす障害当事者たちのAIPの工夫や知恵について、インタビューを通して質的に調査を行っている。インタビューを行った重度障害者のなかには、障害を早くにもったゆえに、バリアへの対処の仕方を早く学ぶ機会を得ることができた、とポジティブに考えている人たちも少なからずいることが明らかになってきており[22, 23]、障害者が時間をかけて蓄積してきた「障害がありながら地域で暮らす工夫」や「社会のバリアに対する対処の仕方」について聞きとりを行っている。

今後の展望

「イズム」に関する研究

　教室では、これまで障害者だけでなく高齢者に関する研究も行っている[15, 24]。エイジズム（高齢者差別）、エイブリズム（障害者差別）、レイシズム（人種差別）、セクシズム（性差別）は、人類が克服すべき事象の1つである。先に挙げた4つの「イズム」のなかで、高齢者や障害者に対しては「自分もいつかは年をとる」、「もしかしたら障害をもつかもしれない」と想像しやすく、共通点も多い[5, 6, 10]。コロナ渦以降、新たなイズムから派生した差別や、さらなる世代間分断が引き起こされる可能性が高く、高齢者とのコミュニケーションについて、さらに研究を進めていきたい。

質的研究と量的研究をつなぐ：混合研究法

　前述したように、どの研究手法も長所・短所を兼ね備えている。質的研究

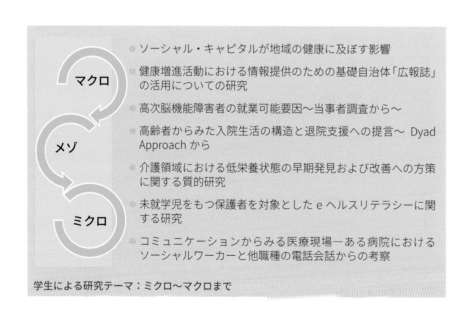

　　　　●ソーシャル・キャピタルが地域の健康に及ぼす影響
　　　　●健康増進活動における情報提供のための基礎自治体「広報誌」の活用についての研究
　　　　●高次脳機能障害者の就業可能要因〜当事者調査から〜
　　　　●高齢者からみた入院生活の構造と退院支援への提言〜 Dyad Approach から
　　　　●介護領域における低栄養状態の早期発見および改善への方策に関する質的研究
　　　　●未就学児をもつ保護者を対象とした e ヘルスリテラシーに関する研究
　　　　●コミュニケーションからみる医療現場―ある病院におけるソーシャルワーカーと他職種の電話会話からの考察

学生による研究テーマ：ミクロ〜マクロまで

と量的研究を組み合わせることで、1つの手法では明らかにすることが難しい複雑なヘルス領域の事象を複合的に研究できる。混合研究法の基本的なデザインは3つあり、研究プロセスと目的がそれぞれ違う[25]。

収斂デザイン：質的・量的データ収集・分析を並行して実施し、目的は2つのデータの比較検討（比較）。

説明的順次デザイン：量→質。目的は、量的デザイン結果を質的データで説明するため（説明）。

探索的順次デザイン：質→量。目的は、質的データの結果に基づいて量的尺度を開発・検証、あるいは質的研究によって生成された仮説を量的研究で検証するため（積み上げ）。前後アンケート（量的データ）と複数回の授業の振り返りシート（質的データ）を分析し、量的分析結果を質的分析によって説明した研究[26]は探索的順次デザインを採用し、研究参加者達の障害者に対する意識が履修前と履修後で、どのように・なぜ変化したのかを説明した。

　また、個人の健康・医療への主観や動機が重要であるというパブリックヘルスの特徴から、質的研究のもつ個人の理解や患者の世界観に肉薄することができる質的研究は、これから大きな意義をもつだろう。さらに、そこに疫学といった量的研究を組み合わせることで、ヘルス領域における複雑な事象を多面的に理解したい。

疾病と病をつなぐ：「病の語り」の国際比較研究

　医療社会学では、医学的に特定される「疾患」と患者の疾患の経験である「病い」を区別している。医療者と患者のコミュニケーションが時にかみ合わないのは、医療者は疾患について話し、患者は能力の喪失や体験（病い）について話をするためである。疾患は世界共通かもしれないが、患者体験である「病い」は、その国の文化や保険・医療事情に大きく左右され、EBMに内包される患者のナラティブはパブリックヘルスへの大きな示唆となる。

　前述のディペックスの病いの語りデータベースは、日本を含めたアジアや欧米13カ国でもすでに構築されており、発祥地である英国のhealthtalkでは、shared decision makingという独立したモジュールを制作し、「共同意思決定とは」、「どういう情報が共有されるべきか」、「意思決定を避けるとき」など8つのトピックをカバーしている。ディペックスでは質的研究の専門家と医療の専門家、ウェブ関係の技術者らがネットワークを構築しているが、これまでは各国のデータベース構築にとどまっており、国際比較研究はこれからである。折しも2019年のディペックスの国際大会のテーマが、国際間のデータシェアリングによる研究の促進であった。そして、コロナの体験に関するデータベース構築も始まっており、同じ疾病（COVID-19）を

世界がどのように体験したか（病い）は、パブリックヘルス領域の重要な
テーマになる。

医学コミュニケーション学分野のミッション：
ヘルスコミュニケーションと公衆衛生をつなぐ「スイッチ」に

　2020年の夏、MIU404というドラマが放送され、多くの視聴者が夢中に
なり、筆者（岩隈）もその一人だった。一般的には、このドラマは刑事もの
というジャンルではあるが、これまで知ってはいても見て見ぬふりをし続け
てきた社会的問題「少女・女性の貧困」「薬物依存」「社会的孤立」「ネット
カフェ難民」「少年犯罪」「外国人労働者問題」などを毎回取り上げ、途中か
ら、これらは公衆衛生の課題でもあることに気がついた。そのなかでも印象
に残っているセリフが、以下である。

　「誰と出会うか、出会わないか。この人の行く先を変えるスイッチは何か」
　志摩一未（星野源）

　普通に暮らしていた市井の人たちが犯罪を犯したり、貧困に陥ったりする
のは「自己責任」であるという他罰的な現代社会への批判であると同時に、
この言葉を本稿の文脈に当てはめると、京都大学SPHとの出会いが、少な
からずの学生たちのその後の人生を大きく変えるスイッチとなっていること
に気づく。
　医学コミュニケーション学分野は小さな講座で、多くの卒業生を輩出して
いるとはまだまだ言い難いが、それぞれの学生との関わりが思い出深い。そ
のなかで特に印象に残っている卒業生からの声を、最後に紹介したい。

　　作業療法士として急性期病院に勤めた後にSPHに入りました。岩隈先
　生のもとで医療社会学や障害学、コミュニケーションをデザインする医学
　コミュニケーション学を学び、研究では高齢者の医療現場に入り込み、エ
　スノグラフィックな手法を用いて医療現場を解きほぐす質的研究を行い、
　医療が医学だけでなく社会・文化的な要素が影響しているということを実
　感しました。さらに多職種連携に対するコミュニケーションの授業におい
　て多職種協働の場では、どのようなコミュニケーション上の問題が生じる
　かを体験的または理論的に学べたことも私の知的好奇心をくすぐりまし
　た。同時に今までの経験とSPHで学んだことを糧に私は医師になれば将
　来、患者さんにとって良い医療を還元できるのではないかと考え医師にな
　ることを決めました。

日本ヘルスコミュニケーション学会の発起人の一人である東京大学の木内は、19世紀の生物学、20世紀の統計・疫学、そして21世紀にはヘルスコミュニケーション学が医療や公衆衛生で重要になってくると述べている（日本ヘルスコミュニケーション学会ホームページより）。上記の卒業生は、京都大学SPHで学ばなければ、卒業後医師を目指して医学部に入り直そうとは夢にも思わなかったはずである。作業療法士としてのそれまでのキャリアや4年間の浪人生活といった人生の方向を転換させるほどの力学が働くのが京都大学SPHでの経験であり、その化学反応を起こし、ヘルスコミュニケーションとパブリックヘルスをつなぐスイッチとなることが医学コミュニケーション学分野の貢献の1つと考えている。

 Summary

　医学コミュニケーション学の目標は、「医学・医療と社会をコミュニケーションでつなぐ」であり、社会学、障害学、コミュニケーション学といった社会科学からの視点も取り入れて、教育・研究・社会活動を行っている。今後の研究としては、イズム研究や障害者の高齢化、患者のナラティブ国際比較について質的研究と量的研究を組み合わせる混合研究法で調査し、ヘルスコミュニケーションを公衆衛生分野の3つ目の柱にしたいと願っている。

 文献

1）岩隈美穂：医学コミュニケーションについての覚え書き. 日本ヘルスコミュニケーション研究会雑誌1（1）：43-47，2010.
2）岩隈美穂，中山健夫：京都大学公衆衛生大学院（SPH）におけるコミュニケーション教育の現在. 日本ヘルスコミュニケーション学会雑誌5（1）：4-6，2015.
3）徐　淑子：ヘルス・コミュニケーションの考えにもとづいた健康教育の方法についての検討. 新潟県立看護大学 学長特別研究費研究報告書14：51-52，2003.
4）Ratzan SC: Communication—The key to a healthier tomorrow. American Behavioral Scientist 38(2): 202-207, 1994.
5）岩隈美穂：障害という「資本」を生かす. 嶺重慎，広瀬浩二郎（編）：知のバリアフリー，

pp123–129, 京都大学学術出版会, 京都, 2014.

6) 岩隈美穂：インクルーシブデザインと商品開発への当事者参画. 小川喜道, 杉野昭博（編著）：よくわかる障害学, pp36–37, ミネルヴァ書房, 京都, 2014.

7) 岩隈美穂：健常者の文化から障害者の文化へ移行すること―マジョリティからマイノリティへの移行（身体障害者の例から）. 酒井郁子, 金城利雄（編）：NiCE リハビリテーション看護 改訂第2版, 南江堂, 東京, 2015.

8) 岩隈美穂：日本社会における発達障がい者と（の）コミュニケーション. 新しい医学教育の流れ18：1–4, 2018.

9) 長瀬修：障害学に向けて. 石川准, 長瀬修（編著）：障害学への招待, pp11–39, 明石書店, 東京, 1999.

10) 岩隈美穂：障害学・当事者研究から見た隠れたカリキュラムと IPE・IPW. 保健医療福祉連携12（2）：96–104, 2019.

11) 岩隈美穂：障害者は障害をもつ人か？「障害」に関する三つの話. 嶺重慎, 広瀬浩二郎, 村田淳（編）：知のスイッチ―「障害」からはじまるリベラルアーツ, 岩波書店, 東京, 2019.

12) 岩隈美穂：どのように立場の異なる人々が医療にかかわるか, についての一考察―「第三の立場」としての病院ボランティアの役割と貢献に着目して. 質的心理学フォーラム9：23–34, 2017.

13) 石富千瑞, 岩隈美穂：精神科訪問看護師の看護観の形成に関する探索的質的研究. 日本ヘルスコミュニケーション学会雑誌2（2020, in press）.

14) Iwakuma M, Okuhira M, Nasu M: "When I am in Japan, I feel as though I'm not disabled": A cross-cultural adjustment study of trainees with disabilities from Asia-Pacific regions. Disability Studies Quarterly 36(4), 2016.

15) 岩隈美穂, 鳥海直美：カルチュラルプローブを使った高齢者施設でのケアとインクルーシブデザインへの試み. インターナショナルナーシングレビュー35（3）：51–60, 2012.

16) 吉田哲, 関根千佳, 岩隈美穂, ほか：大学での障害者差別解消へ向けたアクセシビリティと合理的配慮のDBの構築（2016年度 大学コンソーシアム京都 指定調査課題報告書）, 2017. http://www.consortium.or.jp/wp-content/uploads/page/19942/c71ecd9a670bbe40299d23c5fb8f8ead.pdf

17) 岩隈美穂：震災復興支援としての瞑想講習会. Emergency Care 6：102–104, 2015.

18) Iwakuma M, Oshita D, Yamamoto A, et al: Effects of breathing-based meditation on earthquake-affected health professionals. Holist Nurs Pract 31(3): 177–182, 2017.

19) 今福輪太郎：理論的貢献ができる研究をデザインする. 医学教育50（1）：53–60, 2019.

20) Iwakuma M: The Struggle to Belong, Hampton Press, 2014.

21) 岩隈美穂, 酒井郁子：障害とともに年をとる. 酒井郁子・金城利雄（編）：NiCE リハビリテーション看護 改訂第2版, 南江堂, 東京, 2015.

22) 岩隈美穂：障がい者の高齢化：アンケートとインタビューによるミクストメソッド調査. 第41回総合リハビリテーション研究大会 招待講演発表, 2018.

23) 岩隈美穂：障がい当事者は高齢化や高齢化研究についてどう考えているか, についての質的研究. 第10回日本プライマリ・ケア連合学会学術大会, 2019年5月19日.

24) Miyamoto K, Seo W, Iwakuma M: Anxiety about ageing and related factors in Japan. Health Education and Public Health 1, 2018.

25) 抱井尚子：混合研究法入門―質と量による統合のアート, 医学書院, 東京, 2015.

26) Iwakuma M, Miyamoto K, Murata J: Changes in perceptions of Japanese university student's toward disability: a mixed methods study. International Journal of Disability, Development and Education(in press).

27) 日本ヘルスコミュニケーション学会ホームページ：ヘルスコミュニケーション学とは？ http://healthcommunication.jp/index.html.

医療シーズを事業化につなげる ―知的財産経営学分野の取り組み

早乙女周子　知的財産経営学分野 特定教授

医療イノベーション創出と大学・企業の 橋渡しができる人材を育成

　知的財産経営学分野は、医療シーズを事業化し、医療イノベーションを生み出せる人材としての、アントレプレナーや知財マネージャーの育成を目的とし、日本で初めての医療・バイオ領域に焦点を当てた技術経営学、知的財産経営学の専門職大学院コースとして、2003年に設立された[1]。まず初めに、なぜ、京都大学医学研究科に知的財産経営学分野が設置されたのかについて紹介する。

　大学の研究成果はイノベーションの源泉である。特に医学研究に関わる者は、その成果を患者に届ける使命がある。しかし、日本では大学の研究成果をうまく活用できておらず、なかなか治療につなげられていなかった。この問題認識に基づき京都大学は、医学分野の基礎研究の成果を、迅速かつ効率的に臨床研究を行うことで、ヒトでのProof of Conceptを取得して創薬に活かすことを目的とし、2001年4月に、橋渡し研究を行うセンターとして、京都大学医学部附属病院探索医療センター（現：先端医療研究開発機構）を設立した。

　しかし橋渡し研究を実施するためには、臨床試験で使用するGMP（医薬品の製造管理及び品質管理に関する基準）レベルの医薬候補品を企業から提供してもらう必要があり、企業との契約交渉が必要となるものの、当時そのような交渉をするような組織は学内になかった。そこで、京都大学医学研究科は、法人化する以前の2002年4月に、産学連携を支援する組織として、京都大学「医学領域」産学連携推進機構（KUMBL）を設立した。

　当時、大学と企業の橋渡しができる人材はきわめて少なかったことから、そのような人材を積極的に養成する教育システムの必要性を認識していた。

特に、医療分野は製品開発のための時間と費用が多大であることから、産業界で活用されるためには、大学の研究成果を適切に保護し、企業へ適切に移転する必要がある。さらに、医療分野には研究成果有体物（マテリアル）やデータなどの特有の知的財産があるという特徴もある。

そこで、2003年に文部科学省科学技術振興調整費（振興分野人材育成）の受託事業として当分野が設立された。この年は、国立大学が法人化される前年であり、大学の第3の使命として「研究成果の普及とその活用促進を図る」ことが加わり、大学の産学連携活動が本格的に始動する時期であった。

教員自ら大学の産学連携活動にも関わることで、実務的に大学と企業の橋渡しができる人材に必要なスキルを検討し、科学（医学）、法律（知的財産法、契約）、ビジネスの3分野からなる学際的なカリキュラムを構築した。また、産学連携活動の開始に伴って生じる利益相反などのさまざまな課題を対象として、学生と一緒に試行錯誤で研究に取り組んできた。科学技術振興調整費の受託事業が終了した2008年に、京都大学大学院医学研究科社会健康医学系専攻健康管理学講座知的財産経営学分野として開講し、現在に至っている。

iPS細胞や抗PD-1抗体などの革新的な研究成果が創出され、医療イノベーション創出のためのさまざまな取組みを行っている京都大学で、知的財産経営学分野は、ライフサイエンス分野の技術経営学教育のパイオニアとして、知的財産の「発掘」、「管理」、「活用」を通じて医療イノベーションに資する人材の養成に貢献する。

アントレプレナーや知財マネージャーの育成を目的に教育・研究活動を展開

知的財産経営学分野の教育活動

前述の通り、知的財産経営学分野は、医療シーズを事業化できるアントレプレナーや知財マネージャーの育成を行っている。そのような人材になるためには、まず医療シーズのサイエンスを理解できなければならない。次に、医療シーズの研究の成果を、知的財産権としてどのように保護するのかについて、知っていなければならない。最後に、どのような事業（ビジネス）にできるのかについて、考えられなければならない。

当分野を志望する学生のバックグラウンドは、医学、薬学、生命科学などの自然科学系、および経済、法学などの社会科学系と、さまざまである。また入学時期も、学部から新卒で入学してくる者もいれば、5年程度社会人を経験して学び直しで入学してくる者、さらにはシニアクラスになってから入学してくる者もいる。新卒の学生は、自分の専門を活かしつつも、医療イノベーション創出のために必要となる自分の専門以外の知識を基礎から学ぶこ

とで、より社会で活躍できる人材になりたいと考えている。社会人学生も、仕事の経験をより系統立てて整理し、仕事に戻ったときにステップアップできることを希望している。なかには、学部生の間に弁理士資格を得たが、知的財産権がどのようにビジネスで活かされるのかについて興味があり入学したという学生もいる。

　知的財産経営学分野では、①サイエンス（医学）、②法律（知的財産法、契約）、③ビジネスのそれぞれについて、最初の一歩としての基本的な知識、思考法を学生に提供し、その後は学生自ら学習を積んでいくことを企図している。すなわち、どんなバックグラウンドの学生であっても、まったく知識のない分野について、つまずくことなく基礎から学べるようにすることを心がけている。また、当分野の教員は学内の産学連携活動の実務に従事しており、実情を講義の内容に反映するよう努めている。

　サイエンス（医学）に関する講義は、薬理学、生理学などの医学部の講義や、社会健康医学系専攻の5領域のコア科目など、医学研究科ですでに開講している科目から構成されている。社会科学系のバックグラウンドの学生でも医学を初歩から学べる科目として、医学基礎や、臨床医学概論などが用意されている。

　法律に関する講義とビジネスに関する講義は、当分野の教員が担当している。法律に関する講義として、「知的財産法演習」、「特許法特論・演習」、「契約実務演習」、「知的財産経営学基礎」の5科目10単位がある。ライフサイエンス分野の知的財産としては、特許権がもっとも重要であるため、特許権を中心とした講義科目となっている。前期に行う「特許法特論・演習（前期）」と「知的財産経営学基礎」で、知的財産権や契約に関する基礎的な知

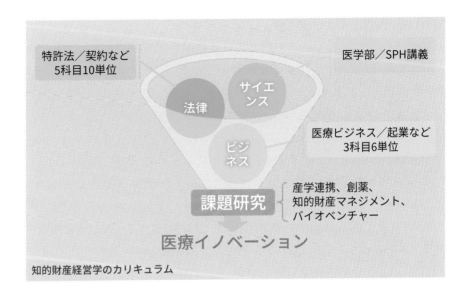

知的財産経営学のカリキュラム

識を習得し、後期に行う「知的財産法演習」、「契約実務演習」、「特許法特論・演習（後期）」では、演習なども交えて実践的な知的財産権および契約の知識を習得する。

ビジネスに関する講義として、「メディカル分野技術経営学概論」、「アントレプレナーシップ」、「アントレプレナーシップ特論」の3科目6単位がある。「メディカル分野技術経営学概論」は、学内教員の他に外部講師も招聘しつつ、創薬、医療機器、デジタルヘルスなど、新規産業も含めて広くライフサイエンスビジネスについての講義を提供している。アントレプレナーシップは、ビジネスモデルや企業の経営に関する基礎知識を習得後、ビジネスプラン構築の演習を行う。アントレプレナーシップ特論は、アントレプレナーシップで学習した知識を基に、実際に製造業の経営ゲームを行い、経営感覚を習得する。

「特許法特論・演習（前期）」、「知的財産経営学基礎」、「アントレプレナーシップ」、「アントレプレナーシップ特論」の4科目は、大学院横断教育科目群として、全学の学生に開放している。

これら座学の講義は、社会人学生でスケジュールの調整が難しい場合を除き通常は、修士1年時に、ほとんどすべて履修されている。

また、実践的なスキルを習得するため、学内外でのインターンシップの機会も設けている。これまでの実績として学内では、京都大学とアステラス製薬株式会社の組織的産学連携である、次世代免疫制御を目指す創薬医学融合拠点（AKプロジェクト）[2,3]の情報知財管理オフィスにて、数名の学生を受け入れ、研究者への知財啓発活動や、研究者への知財関連のヒアリング、MTA（Material Transfer Agreement）の承認手続きなどの業務を行った。学外としては、ベンチャーキャピタルやベンチャー企業の実績がある。

知的財産経営学分野の研究活動

知的財産経営学分野の研究の対象は、課題研究を行う学生の興味などに合わせて柔軟に対応している。主な内容としては、①産学連携（MTA、利益相反、組織的産学連携など）、②創薬（医薬品のライフサイクルマネジメント（LCM）など）、③知的財産マネジメント（大学特許出願の質、特許出願と公表など）④バイオベンチャー、となっている。下記に、その内容の一部を紹介する。

まず、利益相反の研究成果について述べる。産学連携が本格的に開始された2004年、ベンチャーの未公開株を保有している研究者が当該ベンチャーの医薬候補品の臨床試験に関わったとして、利益相反マネジメントに課題があると非難された。これを受けて、各大学で利益相反マネジメントに関する委員会の設置などの対応を行った。特に臨床試験における利益相反マネジメ

ントは、患者が関与することなど特殊な事情がある。そこで2008年に79の国内大学を対象に利益相反ポリシー、マネジメント規程、自己報告書を調査した[4]。その結果、利益相反マネジメント規程の策定がなされていない大学が34％あるなど、整備が十分に進んでいないことが明らかとなった。また規程が整備されていたとしても、文部科学省の「臨床研究の利益相反ポリシー策定に関するガイドライン」の内容を満たしていない項目があることも明らかにした。

　次に、創薬に関する研究の例として、医薬品のLCMについて述べる。創薬の効率が低下するなか、製薬企業はオープンイノベーションなどで創薬の効率化に努力する一方、すでに製造販売承認を得た医薬品の売上げを最大限にする取り組みとして、LCMも注目されている。われわれは、追加承認に基づくLCMに着目し、2001年4月から、医薬品医療機器総合機構（PMDA）の10年間の医療用医薬品承認情報を調査した[5]。その結果、承認全体のうち6割以上が追加承認であり、特に新効能追加の割合が高いことが示された。また、抗リウマチ薬の抗体医薬品の事例研究から、新効能追加により売上高が増加していることもわかった。このことから、医薬品のLCMにおいて新効能の追加が、成長期における重要な製品戦略であることが示された。

　最後に、創薬バイオベンチャーの特許出願と事業成果の関係に関する研究について述べる。創薬は、特許切れと同時に後発医薬品により売上が激減することからもわかるように、特に特許権が重要な産業であるが、これまで創薬バイオベンチャーにおける特許出願と成功要因との関係は、定量的には示されていなかった。そこで、われわれは米国上場バイオベンチャー123社を対象に検討したところ、倒産したバイオベンチャーのグループは、経営継続、または買収されたグループと比較して、年間あたりの特許出願数が有意に少なかった[6]。さらに、大手製薬企業に買収されたグループにおいて、年間あたりの特許出願数は買収額との相関を示した。以上のことから、バイオベンチャーの事業における発明の創出力の重要性が示唆された。さらに、特許出願の内容から、他者とのアライアンスの違いなども明らかにしている[7]。

　知的財産経営学の修了生のうち、大学の技術移転機関およびトランスレーショナルリサーチセンターなどで大学の研究成果の事業化に従事している者が5名おり、そのうちの1名は当分野の教員である。産業界においては、製薬企業などのライフサイエンス分野の企業の者、コンサルティング企業などの幅広い分野で活躍している者のほか、自らベンチャーを起業した者もいる。

今後の展望

　これまで、われわれは主に創薬を対象にしていたが、徐々に再生医療やデジタルヘルス、個別化医療、プレシジョンメディシン（先制医療）などの新しい医療が創出されるに伴い、これらの新規医療における事業化、知的財産マネジメントも対象に拡張しているところである。具体的には、創薬を含めて、これまでは大学は主に特許権を移転するだけであったが、近年、医師主導治験で得たデータについても有償で移転することが増えつつある。また、再生医療については、細胞・組織の製造方法などの多くの特許権のほか、ノウハウの管理も考慮しなくてはならない。デジタルヘルスに関しては、特許権のほか、著作権や意匠権なども関与し、またアプリを通じて収集したビッグデータの取扱いにも留意する必要がある。このように医療の選択肢が増えるに伴い、新しいビジネスモデルや知的財産マネジメントのモデルの構築に取り組んでいく。

　さらに、これまでは既存の大手企業との共同研究やライセンスが中心であったが、近年はベンチャーを設立して新規事業を行うことが増えつつある。そのため、起業のためのエコシステムへの関心が高まっている。京都大学医学研究科も2017年に、インキュベーション施設としてイノベーションハブ京都を設立した。このような場を教育や研究に活かしていく予定である。

　また公衆衛生という観点からは、新型コロナウイルス感染拡大に伴い、医薬品アクセスを考慮した知財保護と利用のあり方が問われており、今後、検討する必要があると考える。

　われわれは、ビジネスを通じて医療を社会に届ける人材育成を行うことで、公衆衛生向上に貢献したいと考える。

{ } Summary

　知的財産経営学分野は、医療シーズを事業化し医療イノベーションを生み出せる、アントレプレナーや知財マネージャーの育成を目的とし、①科学（医学）、②法律（知的財産法、契約）、③ビジネスの3分野からなる学際的なカリキュラムを提供している。また、産学連携やバイオベンチャーなどに関する研究を行い、これまで、日本における利益相反の課題や、医薬品のライフサイクルマネジメントにおける追加効能の重要性、バイオベンチャーの事業成功における発明の創出力の意義などを明らかにしてきた。ここで養成された人材は、大学の産学連携業務に関わっているほか、製薬企業やコンサルティング会社などの産業界で幅広く活躍している。

 文献

1）早乙女周子，寺西豊：バイオ・医療分野における知的財産経営学教育. 医学のあゆみ219（6）：476–477，2006.

2）Saotome C, Abe S, Teranishi Y, et al: Managing a strategic industry-academia alliance for drug discovery: a case study of the Astellas Pharma Inc.-Kyoto University Project. Int J Tech Transfer Commercialization 11(3/4): 156–176, 2012.

3）早乙女周子：組織的産学連携によるオープンイノベーション創薬の挑戦—京都大学におけるメディカルイノベーションの取組み. 日薬理誌144（1）：28–33，2014.

4）早乙女周子，吉田憲司，寺西豊：国内大学の臨床試験に係る利益相反マネジメントの現状—利益相反マネジメントポリシー及び規程の整備状況について—. 臨床評価36（Suppl XXVI）：173–182，2009.

5）Hashitera Y, Saotome C, Yamamoto H: Analysis of 10 years drug lifecycle management (LCM) activities in the Japanese market. Drug Discov Today 18(21/22): 1109–1116, 2013.

6）Saotome C, Nakaya Y, Abe S: Patent production is a prerequisite for successful exit of a biopharmaceutical company. Drug Discov Today 21(3): 406–409, 2016.

7）早乙女周子：バイオベンチャーの事業における特許出願の重要性. LES Japan News 58（2）：46–54，2017.

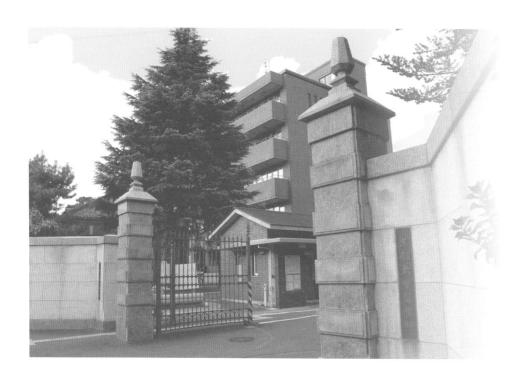

Chapter II

医療と社会を
つなぐために

各分野・コースの取り組み

3 健康要因学講座

数理モデルで、理論的に
感染症対策・動態を明らかにする

西浦　博　環境衛生学分野 教授

感染症の理論疫学を主体として国際的な研究体制へ

教室の背景と変遷

　環境衛生学分野は、2000（平成12）年4月の専攻設置とともに開設された。初代教授は、秋田大学医学部衛生学講座教授から転任してきた小泉昭夫であった。発足時の教員は、小泉昭夫教授のほか、公衆衛生学分野から昇任・配置換えとなった吉永侃夫助教授であった。開設当時は旧G棟の1階および地下の4室の割り当てを受け、仮研究室でスタートした。2001（平成13）年4月には、先端科学研究棟が竣工し、旧G棟より移動し、研究環境が整った。旧体制では主に残留性有機汚染物質や遺伝的感受性要因を用いた疾病予防に関する研究が実施されてきた。小泉昭夫は18年の間、教授として研究教育に従事し、2018（平成30）年3月に退任した。

　2020（令和2年）8月より、北海道大学大学院医学研究院衛生学教室教授から転任してきた西浦博が新体制を築いている。新体制の教員陣容は、北海道大学から赴任した西浦博教授に加えて、茅野大志特定助教、鈴木絢子特定助教、小林哲郎特定助教、林克磨特定助教と、旧体制から継続的に教室運営に関わっている原田浩二准教授である。特定研究員として西浦博のもとで木下諒と安齋麻美、そして原田浩二のもとで藤谷倫子と井上順子が従事している。また、北海道大学から研究指導委託という形で北海道大学

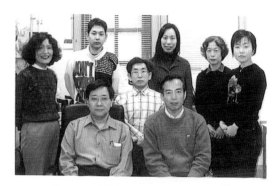

2000年の集合写真（前列左から小泉教授、吉永助教授）

博士課程学生のSung-Mok JungとNatalie Lintonが在籍しており、合計12名の研究グループとして新天地でスタートを切った。西浦博は8月1日の赴任時から数週間は研究業務を開始するための環境に専念し、それは不要な家具を研究員が一丸となって構内の粗大ごみ処分所に運ぶことから始まり、新しく届いた机や椅子の設置、そして北海道から輸送した計算用ワークステーションの設定などであった。夏も涼しい札幌生活から、猛暑の京都に来た研究員は夏バテになり、これまで優雅に使用していた北海道大学の研究室の環境に感謝するひと時もあったが、ようやく現在の環境に慣れてきたところである。

　新しく着任した西浦博は2002（平成14）年に宮崎医科大学を卒業し、東京都立荏原病院内科感染症科での臨床研修後、継続的に海外を舞台に感染症疫学研究に取り組んだ。タイのマヒドン大学熱帯医学大学院で熱帯感染症の疫学研究の習得を皮切りに、最初はよりよい研究指導を求めて、その後はよりよい研究機会を求めて、英国、ドイツ、オランダ、香港と渡り歩いた。2013（平成25）年6月から東京大学大学院医学系研究科で准教授を務め、2017（平成29）年度の北海道大学大学院医学研究院の改組と修士課程医科学専攻公衆衛生学コースの設置に伴い、2016（平成28）年4月に北海道大学大学院教授に就任した。北海道大学では公衆衛生学修士課程の新コースの立ち上げに尽力し、北海道をはじめとする地域で活躍する公衆衛生人材育成の場を広げることに貢献した。これまで手薄だった国内の感染症疫学の人材を支える、強い専門性を兼ね備えた次世代リーダーの育成を考えると京都大学を選ぶことになった。教授就任は2019（令和元）年11月に決定したが、COVID–19の第1波がひと段落してからの異動となった。

キーコンセプトと環境衛生学が目指すもの

　「衛生学」は「生をまもる」学問という意味でつくられたものだが、学問的な歴史は感染症学に由来する。「Hygieneは感染症制御の学問である」としたのはドイツに源泉があり、結核菌の発見者で知られるRobert Koch氏がベルリン大学医学部衛生学の初代教授を務めたことが近代のHygieneの始まりである。主に環境・外的要因に着目した健康と疾病の問題を取り扱う学問で、歴史的には感染症の発見および制御とともに学問的発展を遂げてきた。第二次世界大戦後を中心として、環境医学や産業保健における貢献など、時代とともに変化を続けた。高度経済成長に伴う産業形態の変化や公害問題などを契機として、化学物質や毒性学、さらにその後は遺伝学や実験医学の一部も衛生学の範疇となってきた。

　当分野は、感染症の理論疫学（数理疫学）を主体としており、以下に列挙するような題材について感染症数理モデルを利用して分析している。

1. 新興感染症・再興感染症を中心としたリアルタイム分析研究
2. 新規感染者数や時点感染者数の推定と予測、診断率の推定
3. ワクチン予防可能疾患の疫学研究
4. ヒトと環境の接点における感染症研究：野生動物・家畜との共通感染症、環境曝露による感染リスクの検討
5. 感染症の自然史推定：感染性、致死率、潜伏期間、世代時間やそれらの決定要因
6. 新しい方法論の開発、特に確率過程を用いた尤度方程式の明示的な導出

　最近は上記に加えて、人口学や非感染性疾患の推定・予測モデルの構築に少しずつ着手している。当然だが、実践的研究を多数扱うために、観察データと研究の疑問点に依存して用いる数理モデルを柔軟かつ数理的に大胆に変化させる必要がある。また、数理モデルを用いる必要は必ずしもなく、アウトブレイク調査やサーベイランス、臨床研究などの疫学研究も実施している。common thread は「目の前の現象を理解する」ことである。時々刻々と変化する流行問題や予防接種課題、人口問題などに対峙できる科学的根拠となる研究をコンセプトとして、活動を推し進めていく予定である。

　これまで日本の感染症疫学は、きわめて脆弱な状況にあった。第二次世界大戦直後の20年間は、国内に理論疫学研究のグループが片手に収まる数であるものの確実に存在したが、現在において、医学部に同専門を中心的課題として掲げる教室は、私たちが知る限り自身らだけである。国内での新興再興感染症の発生時に仮に流行制御などができたとしても、適切なデザインのもとでデータを収集・分析して国際的学術誌に速やかに報告する専門研究体制が必要である。現在の状況を一夜で変えることはできないが、疫学全体でなく感染症疫学の高度な部分に改善点を限ることによって、短期間で国際第一線へのキャッチアップは可能な状況にある。この数年での教室の目標設定は、多くの欧州・米国の公衆衛生大学院の競合研究チームと比較して、こちらでトレーニングいただいたほうが体系的で良質かつ大量の研究経験を積める体制を維持しようとしていることである。それは十分に可能な状況にあり、当分野でよい経験を経た専門家が国・地域と世界を支える人材として羽ばたけるよう、教育と研究トレーニングに尽力していく所存である。

次世代研究者を育成する環境衛生学分野の教育・研究活動

教育活動の変遷

　当初、開講した講義は環境衛生学、環境衛生学実習、医療社会学であった。

最初の教務委員長も務め、学生連絡会議との対話を通じての運営を行った。2004（平成16）年度にはカリキュラムの大幅改正に合わせ、環境科学、環境汚染と健康、医療社会学を開講した。2005（平成17）年度は講義の再編を行い、環境科学、中毒学入門、中毒学、ベンチトレーニングコースを開講するほか、全学共通科目にも参加し、環境汚染と健康、少人数セミナー：「医療事故を考える」を開講した。また、医学科社会医学（G講義）にもこの年より参加し、2008（平成20）年度までディレクターを担当した。特別プログラムとして、産業毒性学管理者プログラムを2019年まで提供した。現在は感染症疫学、産業・環境衛生学、毒性学入門、毒性学、ベンチトレーニングコースを提供している。

　また、西浦博が中心となって2014（平成26）年より、感染症の数理モデルの学術的基盤を支える若手研究者の育成と数理モデルの疫学・公衆衛生現場における実用化を目指して、毎年夏に連続10日間の短期コースを統計数理研究所で開講してきた。同コースは、分野を問わずに参加者を募り、応用数学・統計学・情報科学・物理学などはもちろん、医学・獣医学・薬学・保健学・生物学など、バックグラウンドを一切限定せずに受講できるコースである。おおむね大学院修士課程の学生程度の知識量や技術を目指す内容だが、研究志向の高い学部学生や若手からシニアに至るまでの研究者、現場の疫学者や医師・獣医師・保健師などの方にも参加していただけるよう、門戸を広くして開講している。毎年、好評をいただいており、連続して次世代研究者を輩出する登竜門として機能してきた。この短期コースは2016年から英語で実施して国際化をしており、国外を含めて受講者を募っている。その一部には専門研究者を志す者も現れつつある。

研究活動の変遷

　2000年当初の研究テーマは、糖尿病モデルマウスAkita mouseを使用した生活習慣病発症メカニズムの研究、また遺伝子研究による予防医学アプローチの探索であった。多発性嚢胞腎、ハートナップ病、家族性甲状腺腫、リジン尿性タンパク不耐症の遺伝疫学、小泉が発見した糖尿病モデルマウスAkita mouseを用いた糖尿病発症機序の解析、SHEL分析法を用いた新規医療ミス分析モデルの開発であった。2001年には、脳神経外科学分野 橋本信夫教授との共同研究が発足し、家族性脳動脈瘤、家族性脳動静脈奇形の遺伝疫学が始まった。また工学研究科 井出亜里教授との共同研究で、歯牙試料を用いた重金属曝露の研究が始まった。2002年には、新たに人工有機フッ素化合物の環境モニタリング、毒性研究が始まった。また秋田大学在任時より継続してきた大規模コホート研究 JACC Studyの13年の追跡が終了し、循環器系疾患についての解析が始まった。

2003（平成15）年4月には溝渕直美特任助手が着任し、再生医科学研究所 永田和宏教授との共同研究で、Akita mouse膵β細胞株小胞体シャペロンの誘導の研究に着手した。クライシスマネジメントにおける現行産業医制度の法的問題についての研究も始まった。また同年、世界的にもまれな、化学物質曝露を経年的に評価するためのヒト生体試料バンクの構築が始まった。日本全国15地域およびアジア諸国に及ぶ衛生学の専門家との共同研究であり、毎年試料の収集が行われ、京都大学医学・生命科学総合研究棟に設置されているサンプルルームで保存されている。ヒト社会の健康に限定せず、Planetary Health の視点から野生生物を用いた環境評価も行った。移植外科学講座 田中紘一教授との共同研究で、成人・小児の生体肝移植術後予後のリスク要因の検討が始まっている。2004年8月には、米国NIHのKleta博士との共同研究でハートナップ病の原因遺伝子 *SLC6A19* を同定し、Nature Genetics 誌に発表している。11月には、家族性脳動脈瘤における全ゲノム連鎖解析により3疾患関連座位を明らかにし、Circulation 誌に発表した。このほか、有機フッ素化合物の全国での生物モニタリング研究のみならず、遺伝毒性、電気生理学やゾウリムシを用いたユニークな毒性評価も行った。脳動脈瘤に加えて、もやもや病の遺伝的素因の研究も始まった。

　2005年4月に吉永侃夫助教授が大阪夕陽丘学園短期大学教授に転出し、5月に後任として井上佳代子が講師に着任した。Akita mouse の糖尿病発症に伴う過食について leptin、ghrelin などの摂食調節ペプチドの役割の研究が始まった。また、環境汚染物質が内分泌撹乱により摂食行動に影響を与えうるという新しい視点での研究も行われた。2006（平成18）年4月に豊島めぐみ助手が着任し、Akita mouse の過食発症研究、有機リン農薬の摂食中枢への影響研究を推進した。くも膜下出血予防のための現行労働安全衛生法制の問題点への考察の取り組みが始まった。脳動脈瘤の感受性遺伝子 *TNFRSF13B* を発見して、Circulation 誌に発表し、脳動脈瘤発症と免疫機構の関わりを支持するものとなった。8月には、難燃剤として用いられている有機臭素化合物の血液－母乳間移行が高脂溶性物質では低下するという、これまでの知見を覆す結果を示し、Environmental Health Perspectives 誌に発表した。

　2007（平成19）年4月に、豊島めぐみが広島大学原爆放射線医科学研究所助教に転出した。後任には原田浩二が着任した。同年6月4日、井上佳代子講師が逝去された。後任の講師として、原田浩二が8月に昇任した。後任の助教には9月に皆田睦子が着任した。この年、日中韓越共同の環境汚染予防プロジェクトが科学技術振興調整費で採択され、人見敏明特定助教が参加した。地球規模の大気拡散シミュレーションを用いて大陸からの化学物質の移流を評価するのみならず、ヒト曝露およびリスク評価を組み込むなど、先

進的な取り組みを開始した。また、糖尿病・栄養内科学分野 稲垣暢也教授との共同研究で、糖尿病家系の遺伝疫学研究を開始した。有機フッ素化合物による肝障害についてPPARαの関与の検討に着手した。2008年には、スリランカの乾燥地帯に多発する、原因不明の慢性腎臓病の研究が始まった。症例対照研究により、重金属曝露との関連を評価するほか、病理学的検討も行われた。もやもや病の研究では高集積性家系の連鎖解析の結果、17番染色体q25.3の関連座位を同定した。

　2009（平成21）年4月に原田浩二が准教授に昇任した。岡山大学神経内科学 阿部康二教授との共同研究で、小脳脊髄変性症の遺伝疫学研究を開始した。同年10月には、アジア人のもやもや病患者に共通する創始者変異を *Raptor* に認め、感受性遺伝子候補であることを報告した。これまでの科学技術振興調整費による日中韓越での研究成果を発展させ、厚生労働省食の安全・安心推進研究事業に採択され、日中韓での食事由来の化学物質曝露の評価を始めた。当分野のヒト生体試料バンクには陰膳食餌試料も保存されており、貴重な情報源である。同年5月、スリランカの乾燥地帯に多発する慢性腎臓病研究が科学技術振興調整費の課題に採択され、田附興風会北野病院の武曾惠理部長ほか、ペラデニア大学、シドニー大学との国際共同研究へと発展した。8月より人見敏明が特定講師に昇任した。また厚生労働科学研究の実施推進者として、岩沢こころ助教が着任した。

　2010（平成22）年には、関西圏での有機フッ素化合物PFOA曝露が全国的に高い理由として点発生源を特定し、大気拡散モデルを用いて経年的推移を検証した結果を報告した。また鉛曝露について、より広域的なアジア地域でのシミュレーションも行い、途上国での発生源が日本などへも影響していることを示した。さらに第一薬科大学の原口浩一教授との共同研究で、生体試料中のハロゲン化物質のバイオモニタリングを開始している。

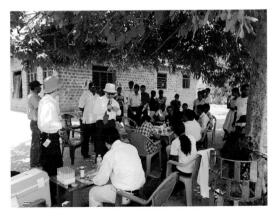

スリランカでのフィールド調査（2009年）

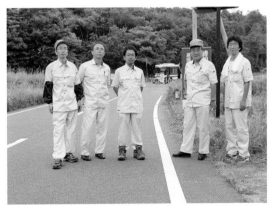

福島県葛尾村の警戒区域手前にて（2011年7月7日）

2011（平成23）年3月11日の東日本大震災以降、福島県での放射性物質汚染の研究を始め、防災研究所の石川裕彦教授とともに環境モニタリング、内部被曝調査を行った。それに続く朝日新聞社との共同での内部被曝調査は大きな反響を与え、福島県への偏見の解消につながった。同年6月には、小脳脊髄変性症36型の新たな遺伝子、*NOP56* の繰り返し配列の変異を報告した。さらに同年7月には、もやもや病の感受性遺伝子である *Mysterin*（RNF213）を同定し、機能解析、日中韓共通の創始者変異 p.R4810K を報告した。この遺伝子変異は一般人口でも2％ほど有していることから、環境要因によるきっかけが発症に重要であることを示しており、その後の研究につながった。

　2012（平成24）年6月から環境研究総合推進費のプロジェクトとして、福島県の被災地域住民の包括的な放射線被曝の調査を開始し、避難者の帰還を支援することとなった。また、小児の既知の原因を有しない疼痛発作症について、秋田大学小児科との共同研究を開始した。化学物質曝露を評価するための化学分析手法の開発も行い、ガスクロマトグラフィー負イオン化質量分析を報告し、以後、各種汚染物質への適用の端緒となった。

　2013年には、小林果特定助教が着任した。RNF213 p.R4810K をもつ患者のiPS細胞由来血管内皮細胞において、障害が起きる過程についてsecurin、MAD2など、細胞分裂過程の影響を分子生物学的に明らかにしたことを報告した。また、RNF213が糖尿病モデル動物での膵臓小胞体ストレスと関連することを示唆した報告も行った。

　2014年には、福島県での被曝調査の結果、帰還後の発がんリスクの推定を行い、その影響が生活習慣によるものより低く、将来的に検出される可能性が低いことを米国科学アカデミー紀要に報告した。これに続いて、被災自治体で避難生活が生活習慣に与えた影響を検討する研究にも取り組み始めた。また、スリランカにおける慢性腎臓病について、環境・遺伝要因の調査から *SLC13A3* 変異の関与を報告した。

　2015（平成27）年には、RNF213 R4810K 変異の生化学・機能的影響を実験・動物モデルで評価した結果を報告した。インターフェロンによるRNF213発現誘導から血管内皮への影響が示唆された。また、福島第一原子力発電所からの事故後の二次的汚染について観察的証拠、モデル計算からの評価を報告した。特に、粉塵の空力学的特性をモニタリングから特定したことで、汚染範囲を正確に特定でき、発電所の解体作業における適正化を図る契機になった。

　2016年には、小児四肢疼痛発作症の原因遺伝子 *SCN11A* の遺伝子変異、モデル動物での再現結果を報告した。この疾患では、疼痛発作が寒冷曝露、気象変化などの要因によって引き起こされることが示唆されており、遺伝・

環境相互作用の研究へ発展した。また近年、世界的に使用量が増えているネオニコチノイド農薬の曝露量を評価するための生物学的モニタリング手法を確立する報告を行った。福島県の被災地で、放射線被曝の影響のみならず、生活習慣の変化から、メタボリック症候群などの罹患割合が上昇していることの報告も行った。

　2017年には、奥田裕子助教が着任し、2月より8月まで原田准教授がソウル国立大学で客員准教授として在外研究を行った。新学術領域研究「炎症細胞社会のなかでのRNF213変異によるかく乱と血管閉塞性病変形成の解明」が始まり、もやもや病のみならず血管障害全般に関して、その遺伝的素因、環境要因の関連の研究が始まった。日本ベーリンガーインゲルハイム社との共同研究で、直接経口抗凝固薬市販前後の弁膜症性心房細動患者への抗凝固薬処方実態の調査結果を報告した。

　2018年3月に、小泉教授は定年を迎えた。同年3月31日に最終講義は「未病と予防の遺伝環境医学「咫尺天涯（天涯ヲ咫尺トナス）」」と題して、基礎医学記念講堂で行われ、続いて定年退職記念祝賀会を芝蘭会館で開催した。RNF213 R4810K変異が肺高血圧症と関連する報告、動物モデルで脳虚血を引き起こす報告を行った。また原田准教授が、有機フッ素化合物の健康リスク評価について国立がん研究センター、台湾国立大学との共同研究を始めている。

　2019年には、国立循環器病研究センターとの共同研究の結果、RNF213が脳卒中のリスク因子となることをCirculation誌に報告した。小児四肢疼痛発作症について、厚生労働科学研究班にて、疫学、遺伝・環境要因の調査

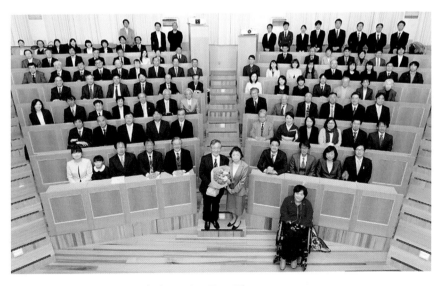

小泉教授最終講義後の集合写真（2018年3月31日）

を担当しており、指定難病認定を目指し、患者への支援を進めている。2014年に出願した特許をもとにアルファナビファーマ社との産学共同講座（疼痛疾患創薬科学講座）設立となり、奥田助教が准教授として転出し、診断、新薬の治験に向けた薬理、遺伝疫学研究を進めてきた。有機フッ素化合物による環境汚染について、地域的な汚染が懸念される沖縄県での生物モニタリング調査を行い、水道水汚染から広範囲の住民への曝露が生じていることを明らかにした。

　2020年8月より着任した西浦らは、これまでにエボラウイルスやSARS、風疹などの感染症を対象に、さまざまな数理モデルを用いて日々研究してきた。ただ、新しい感染症の出現により、突発的なニーズができたら、1回日々の研究の手を止めてもしかたないので、新しい感染症に集中して研究室全員で取り組む体制をとっている。2015年以降だとMERS、ジカ熱、ペスト、麻疹などの流行が国内外で観測され、それぞれの感染症について教室で一体となり研究した。COVID–19についても、2019年12月末に武漢で患者が報告され、その後1月13日にタイ、1月16日に日本でも患者が出たときに、「これはパンデミックになる可能性が高い」と考えるに至った。そこで研究室に号令をかけて、大学院生にもタスクを割り振って研究に取り組み始めたのである。

　最初は政策に直結しない研究のほうが多いが、武漢の市場で本当に感染したのかどうかを確かめるモデルをつくってみたり[1]、死亡リスクを推定したりして論文にした[2,3]。特に政策に直結する研究だと、感染者数の時間変化をシミュレーションするSIRモデルを見越して、潜伏期間を確率分布として定量化することもし始めた。中国からドイツ、シンガポール、ベトナムや台湾などへ移動して発症し、二次感染を起こしたというデータを拾い集めて分析した。一人が発病して次の人が発病するまで、どれくらい時間がかかるか、これを発症間隔というが、その統計学的推定に取り組んだ。そうすると、発症間隔は潜伏期、つまり感染してから発病するまでに要する期間

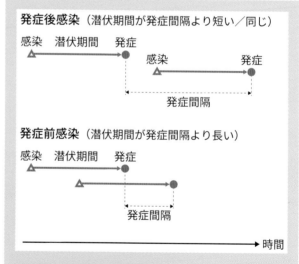

潜伏期間と発症間隔の関係
第1感染者の発症後、つまり症候性期間に二次感染者への感染が起きる場合、発症間隔は潜伏期間よりも長くなる。しかし発症前に感染すると、発症間隔は潜伏期間より短くなる。COVID–19は後者だと考えられた。
（文献4）から作成）

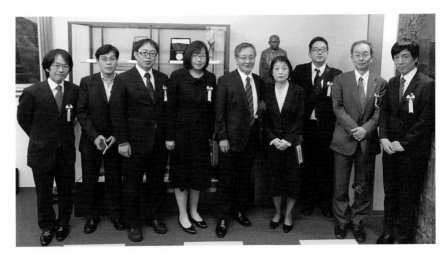

日本医師会医学賞授賞式　小泉先生ご夫妻と教室員ら（2017年）

より短いというCOVID–19の特徴が少しずつわかってきた。流行初期の頃より、発症前から感染性を有する、ということを明らかにした[4]。

社会活動の変遷、COVID–19への提言

　研究の途上で判明したメチル水銀の摂取量が多い漁村において、食生活指導を実施するなど地域社会との関わりも進めた。宇治市の健康づくり推進協議会に協力して、各種行事で講演、企画を提供して地域保健にも関わってきた。福島第一原子力発電所事故の被災地域での調査を通じて地域行政、医師会と協力し、復興支援にも関わってきた。有機フッ素化合物による水質・土壌汚染調査でも、日本における水道水の環境基準値設定の端緒となるなど、化学物質規制に貢献し、リスク評価にとどまらず、地域住民とのリスクコミュニケーションを行ってきた。

　2006年6月には、小泉教授は池田正之 京都大学名誉教授（公衆衛生学講座）と共同で、京都大学生体試料バンクの構築について第33回日立環境賞（優秀賞）を受賞した。2008年3月には原田講師が、「難分解性有機フッ素化合物の環境・生物モニタリングおよび毒性研究」について日本衛生学会第22回奨励賞を受賞した。2009年3月には小泉教授が、「フィールド遺伝疫学調査による予防医学の展開」について日本衛生学会第11回学会賞を受賞した。2011年2月には、小泉教授が財団法人東京顕微鏡院遠山椿吉記念第2回食と環境の科学賞を受賞した。2015年3月には小林助教が、「もやもや病および脊髄小脳変性症36型の原因遺伝子の同定および機能解析」について日本衛生学会第29回奨励賞を受賞した。2017年には小泉教授が日本医師会医学賞を、原田准教授が遠山椿吉記念第5回食と環境の科学賞山田和江賞を受

賞した。

　学会活動では、小泉教授は日本衛生学会、日本産業衛生学会などで理事、評議員などを長く務め、特に、2012年3月に第82回日本衛生学会学術総会会長、また2015年3月から2018年3月まで日本衛生学会理事長を務めた。2015年の第29回日本医学会総会では、医学史展ワーキング・グループに、小泉教授、原田准教授など教室員が参画し、医学史展「医は意なり─命をまもる知のあゆみ」の企画を執り行った。

　西浦グループでは、特にCOVID-19の流行により感染症対策を理論的な根拠に基づいて提案してきた。クラスター対策班は2月25日にでき、加藤前厚生労働大臣に厚生労働省への直接的協力を依頼されることになった。私たちの研究グループ以外に、国立感染症研究所の先生方と東北大学の押谷仁先生らが最初に相談を受けて、突貫工事的にEmergency Operations Center（EOC）を編成した。そのときすでに、押谷先生らとクラスター対策班のコンセプトとなるような仮説を少しずつ議論し始めていた。濃厚接触者を追跡しても二次感染が起こっていないので「これはおかしい」ということになり、押谷先生や脇田隆字先生（国立感染症研究所所長）と議論を始めてきたものが形として結実したものである。一人あたりが生み出す二次感染者数が裾の長い分布であり、MERSやSARSと似たように、大勢に感染させるスーパースプレッダーが少数いてクラスターをつくっているのではないか、という議論が行われた。

　これらの解析の蓄積により、日本では第1波から独自の接触者調査によりレトロスペクティブに濃厚接触者をさかのぼり、スーパースプレッダーを中心的に追跡していくクラスター対策や、「3密」の基礎になる分析結果[4]、高齢者のリスク[5]に関しては、査読のある論文誌ではなくプレプリント・サーバーにあげてきた。政策決定に感染症数理モデルが初めて活用されたことは歴史的快挙となり、接触の8割減など、理論的な根拠のある数値目標を国民に提案できたことは意義が高かったと考える。

　西浦博のこれまでの数理科学を応用した疫学への貢献が評価され、2020年10月に第9回藤原洋数理科学賞の大賞を受賞した。これは、COVID-19の流行前に決まったことだが、COVID-19対応に走り続けたことから、これまでの活動が高く評価されるポジティブなニュースは研究員一同に

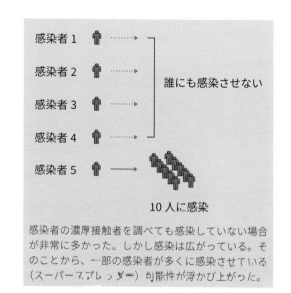

感染者の濃厚接触者を調べても感染していない場合が非常に多かった。しかし感染は広がっている。そのことから、一部の感染者が多くに感染させている（スーパースプレッダー）可能性が浮かび上がった。

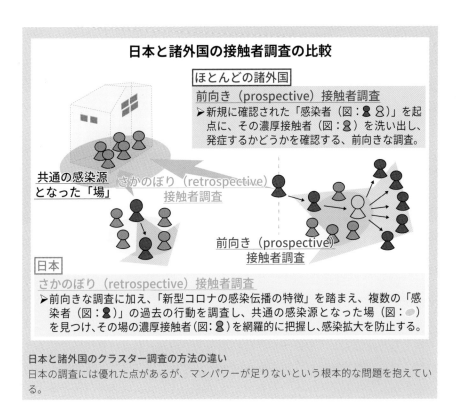

日本と諸外国の接触者調査の比較

ほとんどの諸外国
前向き（prospective）接触者調査
➤ 新規に確認された「感染者（図：👤👤）」を起点に、その濃厚接触者（図：👤）を洗い出し、発症するかどうかを確認する、前向きな調査。

共通の感染源となった「場」

さかのぼり（retrospective）接触者調査

前向き（prospective）接触者調査

日本
さかのぼり（retrospective）接触者調査
➤ 前向きな調査に加え、「新型コロナの感染伝播の特徴」を踏まえ、複数の「感染者（図：👤）」の過去の行動を調査し、共通の感染源となった場（図：⬤）を見つけ、その場の濃厚接触者（図：👤）を網羅的に把握し、感染拡大を防止する。

日本と諸外国のクラスター調査の方法の違い
日本の調査には優れた点があるが、マンパワーが足りないという根本的な問題を抱えている。

とっても喜ばしいことであった。

今後の展望

　感染症は個人のリスクが他者の感染状態に依存するという観点から、きわめて社会的な疾患であるが、日本には圧倒的に感染症疫学の専門家が少ないことから環境衛生学分野では、体系的に次世代を担う研究志向を含む専門的リーダーの養成を目指す。社会健康医学系専攻の各教室の先生方の間で、次世代に向けて優れた技術をもったプロを生み出そうという意識がとても強く、皆で連携して集団力を形成しつつ発展していくことができると考えている。予防医学のなかにデータサイエンスや情報科学、疫学などの技術を持ち込み、新しい課題を掘り下げてリードしている専門の先生方がおり、今まで統計数理研究所でやってきたような「短期コース」も発展的につくりたいと考えており、こういう専攻なら感染症の専門家を育成するプログラムも設置する構想も不可能ではない。強い次世代を創出し、既存の小さな枠を取り払うようなイノベーションと人づくりを専攻ぐるみで始めていきたいと考えている。

　技術面で他を圧倒できる専門家集団の輩出を心がけている。感染症疫学や

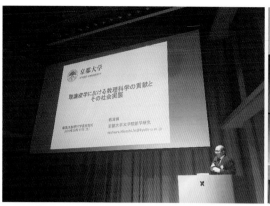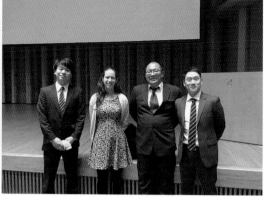

授賞講演の様子と記念撮影（左から木下諒、Natalie Linton、西浦博、Sung-Mok Jung）（2020年）

理論疫学に特化したマニアックなメンバーで構成し、新興・再興感染症の発生時における流行動態の把握や、必要とされる流行対策の策定に貢献する研究はもちろんのこと、ワクチン予防可能疾患や顧みられない熱帯病なども含めて、感染症専門家として世界と地域の両レベルで頼りになる専門家が当教室から生み出されつつある。新興・再興感染症流行時の感染性の推定や二次感染リスクの特定、今後の輸入リスクの推定や流行予測の実施などの感染症対策の策定において、実践的意義の高い研究に取り組んでいる。ときには、突然に自宅に帰れない流行イベントや時事的研究があるので、たいへんエキサイティングな現場である一方、一定のストレスに対峙する精神力と連日の激務に立ち向かえる体力を誇る生き生きとしたグループである。環境医学のニーズに応えることも重要で、研究面では感染症と関連する点（気候変動と感染症などの健康有害事象の関係のモデル化）に絞って取り組んでいく。

{ } Summary

　環境衛生学分野は、2000年4月の専攻設置とともに開設された。初代教授の小泉昭夫は残留性有機汚染物質や遺伝的感受性要因を用いた疾病予防に関する研究を実施してきた。18年の間、教授として研究教育に従事し、2018年3月に退任した。2020年8月より北海道大学大学院医学研究院衛生学教室教授から転任してきた西浦博が新体制を築いている。新体制は、感染症の理論疫学（数理疫学）を主体とする分野となった。感染症は個人のリスクが他者の感染状態に依存するという観点により、きわめて社会的な疾患であることから、流行対策に関する研究は公衆衛生学的意義が高い。これからも、ワクチン予防可能疾患や性感染症に加え熱帯病など、さまざまな感染症の自然史に対応した数理モデルを構築し、理論的に感染症対策や感染動態を明らかにする所存である。また、COVID-19などの新興感染症発生に対して、科学的根拠に基づく流行対策の策定が可能な次世代研究者の育成にも注力する。

 文献

1) Jung SM, Kinoshita R, Thompson RN, et al: Epidemiological identification of a novel pathogen in real time: analysis of the atypical pneumonia outbreak in Wuhan, China, 2019-2020. J Clin Med 9(3): 637, 2020.

2) Jung SM, Akhmetzhanov AR, Hayashi K, et al: Real-time estimation of the risk of death from novel coronavirus (COVID-19) infection: inference using exported cases. J Clin Med 9(2): 523, 2020.

3) Kobayashi T, Jung SM, Linton NM, et al: Communicating the risk of death from novel coronavirus disease (COVID-19). J Clin Med 9(2): 580, 2020.

4) Nishiura H, Linton NM, Askhmetzhanov AR: Serial interval of novel coronavirus (COVID-19) infections. Int J Infect Dis 93: 284–286, 2020.

5) Nishiura H, Oshitani H, Kobayashi T, et al: Closed environments facilitate secondary transmission of coronavirus disease 2019 (COVID-19). medRxiv; 2020. doi: 10.1101/2020.02.28.20029272.

6) Mizumoto K, Omori R, Nishiura H: Age specificity of cases and attack rate of novel coronavirus disease (COVID-19). medRxiv; 2020. doi: 10.1101/2020.03.09.20033142.

「世界の臨床を変える研究」を目指して

古川壽亮　健康増進・行動学分野 教授

認知行動療法と臨床疫学を両輪に医療実践の基盤となるエビデンスを構築する

　2010年7月に古川壽亮が教授に着任後、健康増進・行動学分野は、認知行動療法（cognitive-behavioral therapy: CBT）と臨床疫学（evidence-based medicine: EBM）を車の両輪として、疾病および健康に関連する行動と認知を変容する実践的かつ実証的な研究を目指して、教育および研究を行ってきた。「世界の臨床を変える研究をしよう」が合い言葉である。

　古川のバックグラウンドは精神医学である。古川は1958年に京都に生まれ、1976年米国ミズーリ州Clayton高校を卒業、1981〜89年フランスPoitiers大学人文科学部留学後、1985年に東京大学医学部医学科を卒業、名古屋市立大学病院精神科に入局し、その臨床研修後、豊橋市民病院勤務などを経て、1995年から名古屋市立大学医学部精神医学講座助手、1997年カナダMcMaster大学医学部精神科客員教授を併任、1999年から名古屋市立大学医学部精神医学講座教授となり、エビデンス精神医療および認知行動療法の教室として名古屋市立大学精神科を率いていたが、縁あって2010年から京都大学大学院医学研究科社会健康医学系専攻（KUSPH）の健康増進・行動学分野教授となったものである。

　医療者となった以上、人類に貢献する方法はいくつかあろう。まず、直接に患者さん対象の医療に携わること、第二にこの医療に携わる専門家を教育すること、第三にこれらの医療実践の基盤となるエビデンスを構築すること、そして第四にはこれらの実践および教育に対する社会資源の配分に携わることが考えられる。古川個人は、医学部卒業後の約10年間は第一の活動を中心に、続く名古屋市立大学教授時代の10年間は第二の活動を中心に努力してきたと考えている。2010年、KUSPHへ転任するに当たり、第三の分

野での貢献にチャレンジしたいと考えていた。

健康増進・行動学分野のリサーチトピックスと成果

　したがって、健康増進・行動学分野の目標は、世界の臨床を変えるような臨床研究を行うことである。

　幸い、優秀な同僚、優秀な学生に恵まれ、2010年代を通じていくつかの貢献をなすことができたと考えている。2020年の、KUSPH 20周年に当たり、トピックごとに成果を振り返りたい。取り上げるトピックスは、

●SUN😊D臨床試験
●スマートフォン認知行動療法
●身体疾患に対する認知行動療法
●スマートフォンとウェアラブルを利用したうつ病の再発予測研究
●系統的レビューとネットワークメタアナリシス
●個人データ（ネットワーク）メタアナリシス
●メタ疫学研究

で、大きく、認知行動療法関連、メタアナリシス関連、メタ疫学関連の3テーマに分かれる。

SUN😊D臨床試験

　Strategic Use of New generation antiDepressants 研究は、2010年代の前半に教室の中心となった研究である。これは、大うつ病のファーストラインからセカンドライン抗うつ剤薬物療法について、①初期投与量において標準投与量の下限を標的とするのがよいのか、副作用がない限り上限まで上げることを標的とするのがよいのか、②ファーストラインの抗うつ剤の効果が不十分な場合、どのようなセカンドライン療法を、いつ考慮することがもっとも効果的かつ安全かを検討した、2,000人規模の実践的メガトライアルである。日本全国9大学、47施設の協力体制のもと、2010年12月にファーストペイシェントイン、2015年9月に2,011人目のラストペイシェントアウトを達成した。

　臨床家が実臨床で疑問に思う臨床疑問をPECOに設定した試験を組むこと、京都大学を中央事務局としてブラインド化された電話評価を用いること、各協力施設に臨床研究コーディネータを配置すること、協力医師のモチベーションを維持するために定期電話会議・個別訪問・ニューズレター発行を続けること、追跡率95％を目指し研究協力者を教育すること、などなど、苦労を数え上げると切りがない。2010年から2015年にかけて、在籍した大学院生には多大な協力をいただき、諸々の苦労をともにしたことは、今とな

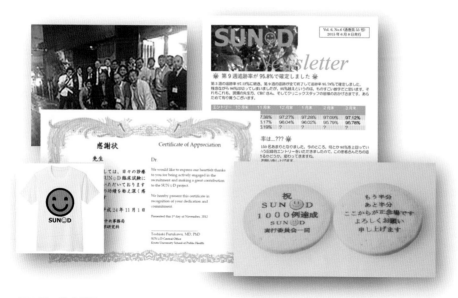

SUN☺D臨床試験

れば懐かしい。上記は、そのさまざまな努力の一端である。

　結果、初期投与量は承認用量の最小でも最大でも効果についても副作用についても差がないこと、しかしこれで寛解しない患者に対しては第3週からミルタザピンに変薬するまたはミルタザピンで増強することで、第9週までの寛解率が約10％増えることを示すことができた[1]。

スマートフォン認知行動療法

　SUN☺D臨床試験に引き続き、分野の2つめの中心的研究となったのが、スマートフォン認知行動療法アプリ「こころアプリ」を利用した、薬物療法抵抗性のうつ病に対するRCTである。

　「こころアプリ」は、2012年から国立精神・神経医療研究センターの堀越勝 現認知行動療法センターセンター長と一緒に開発をした、うつ病の認知行動療法のアプリである。セルフモニタリング、行動活性化、認知再構成の3つの認知行動スキルを患者に自己学習・練習をしてもらうためのアプリである。

　本臨床試験（FLATT臨床試験と呼ぶ。Fun to Learn and Act Through Technologyの略で、スマートフォン治療アプリを用いることにより、いずれは世界のいずこでも認知行動療法を受けることができるフラットな世界を目指したいという遠大な思いから命名した）では、SUN☺D臨床試験の枠組みを利用して、そこに参加していただいた施設のうち興味を示していただいた5センター、14施設で、薬物療法抵抗性の大うつ病患者164人を対象に、

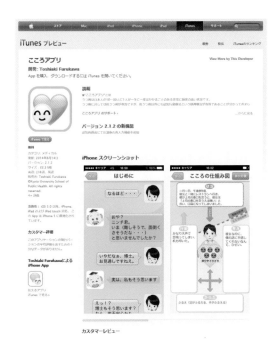

こころアプリ

2014年から2016年に試験を実施した。薬物療法抵抗性の場合、標準治療は抗うつ薬の変薬であるので、この変薬のみを行う群を対照群として、変薬に「こころアプリ」を追加する効果を検証した。8週間のスマートフォン認知行動療法の実施により、うつ病の寛解率も反応率も倍増するという大きな効果がみられた[2]。

われわれは、現在「こころアプリ」を発展させて、さらに構造化問題の解決技法およびアサーション訓練のモジュールを追加した「レジトレ！」アプリを開発し、予防医療学分野と共同で、大学生を対象に完全要因ランダム化試験を現在行っている。ヘルシーキャンパストライアルと呼んでいる[3]。目標サンプルサイズは1,088人で、2020年8月現在583人までエントリーを進めている。こちらの研究も、在籍の大学院生を中心として、楽しく苦労しながら進めているところである。

ヘルシーキャンパストライアルに加えて、われわれが開発したスマートフォン認知行動療法のプラットフォームは、名古屋市立大学との共同研究で、スマイル研究（乳がんサバイバーに対する問題解決＋行動活性化療法ア

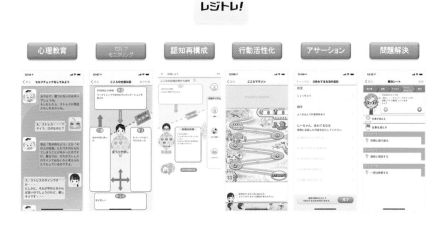

レジトレ！

プリのRCT）、スマイルアゲイン研究（がんサバイバーに対する、問題解決療法、行動活性化療法、アサーション訓練の完全要因ランダム化RCT）などに展開中である。

身体疾患に対する認知行動療法

認知行動療法は、狭義の精神疾患あるいはメンタルヘルスに限らず、種々の身体疾患に対しても有効性が検証されてきている。

私たちの分野の大学院生のなかから、果敢にも身体疾患の認知行動療法プログラムを開発し、RCTでその効果を検証する者が出てきている。

1）過敏性腸症候群に対するグループ認知行動療法[4]

2）過活動性膀胱に対する認知行動療法[5]

また狭義の認知行動療法ではないが、マインドフルネス療法でアトピー性皮膚炎患者のQOLを向上させるRCTも実施中である。

スマートフォンとウェアラブルを利用したうつ病の再発予測研究

うつ病は、いったん寛解しても再発傾向の強い疾患である。ICTを利用したライフログ採取によって、患者が自分では自覚しないうちに再発を予測できないか、そしてそれをもとに早期介入をすることによって再発を未然に予防できないか、ということをわれわれは考えた。

そこで、FLATT2研究では、われわれは①スマートフォンおよびウェアラブルによる受動的なライフログ採取、②スマートフォンアプリを利用した能動的なライフログ採取を併用することで、うつ病悪化の2〜4週間前に悪化の信号を検出する研究を、うつ病にて外来維持治療中の患者さんたち約100人の協力を得て、行った。①②により膨大なデータが1年間の追跡で集積され、現在解析中であるが、すでにいくつかの信号を探知している[6]。

系統的レビューとネットワークメタアナリシス

SUN☺D臨床試験に並行して、教室では大きな国際共同研究が進行していた。

新規抗うつ薬を中心とした21個の抗うつ薬の、急性期うつ病治療の効果に関するネットワークメタアナリシスのGRISELDA研究である。これは、古川らが2008年に発表したネットワークメタアナリシス[7]を拡大しようというもので、2011年頃からOxford大学、Bern大学などの共同研究者とともに、出版バイアスを極力避けるための悉皆的な、地道な研究同定と、評定者間信頼性を確保したデータ抽出の活動を進めていたものである。こちらの研究にも、在籍大学院生を中心に複数の研究者が参画し、紆余曲折を経て最終的には主論文がLancet誌に発表された[8]。共著者には日本チームから7

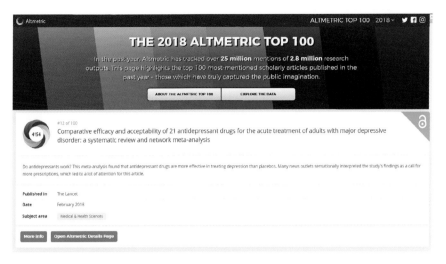

The 2018 Altmetric TOP 100 より

人が参加している。欧米および日本で承認されている抗うつ薬は、すべてプラセボよりも有効である、ただし、それらの間には小さなしかしおそらく臨床的に有意義な効果および受容性の差があるという結果は、多くの人々の関心を呼び、本論文は2018年の科学論文（医学だけではなくて、すべての自然科学や人文社会科学論文も含めて）2,800万本のうち、人口に膾炙する回数が第12位という結果であった。

　われわれが収集したデータベースは、出版バイアスが極力避けられているデータベースとして、その後、さまざまな二次研究を生み出している。代表的なものを挙げると、

1）従来信じられていたところとは異なり、抗うつ薬の臨床試験におけるプラセボ反応率は1990年代以降、一定である[9]。

2）代表的抗うつ薬であるSSRI（選択的セロトニン再取り込み阻害薬）、ベンラファキシン、ミルタザピンについて用量反応メタアナリシスを行うと、フルオキセチン換算で20〜40 mgという承認用量のうちの低めで効果が頭打ちになり、一方、副作用は指数関数的に増加することを示した[10]。

3）それのみか、可変投与法により最低量からさらに患者の反応をみながら増量をする場合も、最低量で固定投与する場合に比して効果が上がるわけではなく、むしろ副作用が増えそうであることも発表した[11]。

　これらは、すべてうつ病治療ガイドラインを書き換える結果であった。

個人データ（ネットワーク）メタアナリシス

　試験レベルのデータを統合するメタアナリシスでは、個人特性の影響を分

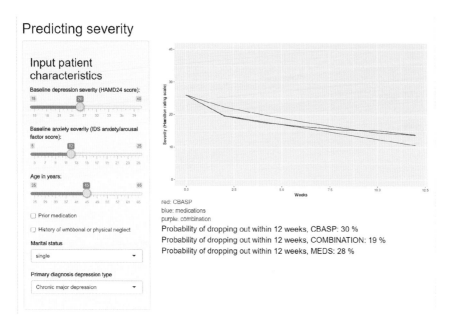

抗うつ薬 vs CBASP vs 併用療法の個別化医療
(https://kokoro.med.kyoto-u.ac.jp/CBASP/prediction/)

析することはできない。しかし、臨床試験の個人データを集めて個人データ
メタアナリシスを行うと、ベースラインの個人特性が、効果修飾因子（治療
効果の大きさ＝治療選択肢の間の効果の差に影響する）になっているのか、
予後予測因子（すべての治療選択肢に対して同様の影響を及ぼす）になって
いるのかを検討することができる。個別化医療への道が開ける。

　われわれはいち早く、慢性うつ病に対する薬物療法 vs CBASP（Cognitive-
Behavioral Analysis System of Psychotherapy）という慢性うつ病に特化
した認知行動療法 vs 両者の併用の効果について、三者を比較したすべての
臨床試験の個人データを入手することで、個人特性に応じた治療選択の可能
性を追求した[12]。図は、パネル左側の個人特性を変化させることで、三者の
治療効果がどのように変動するかをインターアクティブに示すウェブページ
である。

　現在われわれは、ドネペジルの臨床試験、インターネット CBT の臨床試
験、そして種々の抗うつ剤の臨床試験の個人データを入手し、上記の個人
データ（ネットワーク）メタアナリシスの手法を用いて、個別化医療モデル
を探索しつつある。

メタ疫学研究

　臨床研究に限らず、すべての研究を進めるにあたり、われわれが常に留意
しなくてはならないことは、その方法論の厳密さである。研究の研究、すな

わち自分たちを含めて今行われている研究の方法論は妥当なのかを検討する研究を、メタ疫学研究と呼ぶ。メタ疫学研究は、自分たちが妥当な研究を行うための自覚を促すものであり、健康増進・行動学分野のすべての研究の根底にあるともいえよう。

　2010年以降、方法論に目覚めた院生たちを中心に、いくつかのメタ疫学研究が進められている。

　2005年、NEJM、Lancetといった世界のトップ雑誌に掲載され1,000回以上引用された研究が、その後の研究で再現されているかを検討した論文がJAMAに発表され、観察研究の再現率が0％であり、RCTでも50％程度に過ぎないことが指摘され、衝撃が走った。精神医学研究ではどうかを、当時の大学院生の田近亜蘭氏が検討した。ある精神科治療が有効だと結論づけている被引用数が高い2000～2002年の論文を同定し、その後に発表されたサンプルサイズが同じで同程度の強さの研究またはより強い研究と比較したところ、コホート研究の真陽性率は25％、RCTのそれは38％に過ぎず、かつ当初の研究の効果サイズは平均で132％過大評価されていた[13]。

　このような研究の「過大報告」が生じる1つのメカニズムが、出版バイアスである。つまり、「良い」結果が得られた研究のみが発表される傾向である。これを防ぐ手立てとして、2000年代から試験登録が要求されるようになってきたが、精神医学ではどの程度守られているのだろうか。大学院生の篠原清美氏が、2011～2013年に発表されたうつ病の臨床試験のうち認知行動療法または抗うつ薬を検討した170試験を同定し、それらが十全に事前登録されているかを検討した。結果、何らかの登録がされていたのは54％、プライマリアウトカムも含めて正しく登録されていたのは19％に過ぎなかった[14]。

　田近氏と篠原氏の研究は、2016年1月、Acta Psychiatrica Scandinavica誌に新しい編集長のIda Hageman氏が就任するにあたり書かれた巻頭言に引用された。健康増進・行動学分野の研究が、着実に、世界に貢献していることを感じ、非常に嬉しかった。

今後の展望—要約に代えて

　2020年5月、健康増進・行動学分野における研究を中心に、古川壽亮の活動がLancet Psychiatry誌のProfileで紹介された[15]。

　2010年以来、健康増進・行動学分野で目指してきた「世界の臨床を変える研究」に注目をしてくれている人がいる、ということであろう。

　大規模臨床試験および個人データ（ネットワーク）メタアナリシスに基づきエビデンス統合を進めること、その枠組みで個人特性に応じた個別化医療モデルを構築すること、いずれの研究においても方法論的厳密さを確保する

ためメタ疫学研究による自己批判を怠らないこと、これが、これから進む道
である。

 文献

1） Kato T, Furukawa TA, Mantani A, et al: Optimising first- and second-line treatment strategies for untreated major depressive disorder - the SUN☺D study: a pragmatic, multi-centre, assessor-blinded randomised controlled trial. BMC Med 16(1): 103, 2018.

2） Mantani A, Kato T, Furukawa TA, et al: Smartphone Cognitive Behavioral Therapy as an Adjunct to Pharmacotherapy for Refractory Depression: Randomized Controlled Trial. J Med Internet Res 19(11): e373, 2017.

3） Uwatoko T, Luo Y, Sakata M, et al: Healthy Campus Trial: a multiphase optimization strategy (MOST) fully factorial trial to optimize the smartphone cognitive behavioral therapy (CBT) app for mental health promotion among university students: study protocol for a randomized controlled trial. Trials 19(1): 353, 2018.

4） Kikuchi S, Oe Y, Sasaki Y, et al: Group cognitive behavioural therapy (GCBT) versus treatment as usual (TAU) in the treatment of irritable bowel syndrome (IBS): a study protocol for a randomized controlled trial. BMC Gastroenterol 20(1): 29, 2020.

5） Funada S, Watanabe N, Goto T, et al: Cognitive-behavioral therapy for overactive bladder in women: study protocol for a randomized controlled trial. BMC Urol 20(1): 129, 2020.

6） Kumagai N, Tajika A, Hasegawa A, et al: Predicting recurrence of depression using lifelog data: an explanatory feasibility study with a panel VAR approach. BMC Psychiatry 19(1): 391, 2019.

7） Cipriani A, Furukawa TA, Salanti G, et al: Comparative efficacy and acceptability of 12 new-generation antidepressants: a multiple-treatments meta-analysis. Lancet 373: 746–758, 2009.

8） Cipriani A, Furukawa TA, Salanti G, et al: Comparative efficacy and acceptability of 21 antidepressant drugs for the acute treatment of adults with major depressive disorder: a systematic review and network meta-analysis. Lancet 391(10128): 1357–1366, 2018.

9） Furukawa TA, Cipriani A, Atkinson LZ, et al: Placebo response rates in antidepressant trials: a systematic review of published and unpublished double-blind randomised controlled studies. Lancet Psychiatry 3(11): 1059–1066, 2016.

10） Furukawa TA, Cipriani A, Cowen PJ, et al: Optimal dose of selective serotonin reuptake inhibitors, venlafaxine, and mirtazapine in major depression: a systematic review and dose-response meta-analysis. Lancet Psychiatry 6(7): 601–619, 2019.

11） Furukawa TA, Salanti G, Cowen PJ, et al: No benefit from flexible titration above minimum licensed dose in prescribing antidepressants for major depression: systematic review. Acta Psychiatr Scand 141(5): 401–409, 2020.

12） Furukawa TA, Efthimiou O, Weitz ES, et al: Cognitive-behavioral analysis system of psychotherapy, drug, or their combination for persistent depressive disorder: personalizing the treatment choice using individual participant data network metaregression. Psychother Psychosom 87(3): 140–153, 2018.

13） Tajika A, Ogawa Y, Takeshima N, et al: Replication and contradiction of highly cited research papers in psychiatry: 10 year follow-up. Br J Psychiatry 207(4): 357–362, 2015.

14） Shinohara K, Tajika A, Imai H, et al: Protocol registration and selective outcome reporting in recent psychiatry trials: new antidepressants and cognitive behavioural therapies. Acta Psychiatr Scand 132(6): 489–498, 2015.

15） Venkatesan P: Toshi A Furukawa: pursuing humankind's best possible care. Lancet Psychiatry 7(5): 393, 2020.

さまざまな疾病・段階における
「身近な臨床疑問」を解決する

石見　拓　予防医療学分野 教授

臨床行動の変化に直結するエビデンスの創出を目指す

　予防医療学分野は、2004年からSPHの協力講座となり現在に至る。予防医療が対象とする分野は幅広く、疾患の発症そのものを防ぐ一次予防、早期発見・早期介入によって悪化を防ぐ二次予防、そして発症後・受傷後の対応による機能の維持・改善を目指す三次予防が含まれており、疾病のあらゆるステージがその対象となる。予防医療学分野では、健康増進、病気の予防・治療から、心停止に対する救急蘇生まで、さまざまな疾病・段階における「身近な臨床疑問」を解決し、臨床行動の変化に直結するエビデンスの創出を目指し、教員と大学院生が一丸となって日夜研究に取り組んでいる。

　予防医療学分野には、2021年2月現在2名の教授、1名の准教授、6名の助教が在籍しており、教室の創設者である川村孝名誉教授の「学問の前では一学徒」という教えをモットーに、教員・学生の区別なく、ともに学び、研究を行っている。遠慮なく意見を出し合うことのできるアットホームな雰囲気、臨床現場の課題解決を重視し、規模は小さくとも1からつくり上げた研究が多いこと、職種や専門領域・出身大学を問わず共通の思いをもった者が集まり、異質性を通じて生み出されるエネルギーを大切にしている。

　教員、大学院生が、それぞれの専門領域を活かしさまざまな研究を行っており、後述する通り、海外の一流雑誌にも数多くの論文が掲載されている。蘇生領域、IgA腎症診療、大学保健などのガイドライン作成に関わったり、医療機関、消防機関等に研究結果をフィードバックするなど、研究成果の社会還元にも力を入れている。

社会へ意味ある研究成果を還元する

臨床研究の実践に向けた教育活動

　大学院生教育に際しては、門戸を広く開き、医師に限らず看護師、薬剤師や鍼灸師など、幅広いバックグラウンドの学生が加わり臨床研究の実践を行っている。それぞれの学生が、自分の力で計画の立案からデータの取得・解析、研究成果の発表といった臨床研究のプロセスをすべて経験することを重視しており、大学院生それぞれが自身のフィールドでそれらを実践していくことを目指し、教員1名につき、学生1〜2名という濃密なメンタリングのほか、週1回のカンファレンス、年に一度の合宿によって豊富な相談・発表の機会を設け、研究の実施をサポートしている。毎年2〜3名の新規入学があり、おおむね10名前後の大学院生が在籍している。

　臨床研究者養成（MCR）コースの「臨床研究計画法」においては多くの教員が参加し、豊富な実践経験を基に参加学生の研究計画に対して日々積極的・建設的なフィードバックを実践している。同じく担当する「臨床研究特論」においては、各種研究方法に関し、その具体化、実践と結果の活用などについて具体的な研究事例に照らしながら深く理解することを目指しており、より実践的な授業を提供している。その他、「疫学Ⅰ（疫学入門）」の一部を担当しており、介入研究、追跡型研究について、臨床研究の実践に必要な疫学に関する基礎知識の教育指導を行っている。

　また、予防医療学分野の研究成果の1つとして開発した、短時間で多数の参加者に効率的に救命処置を学んでもらえる「PUSHコース」を、各地で展開しているほか、京都大学新入生約3,000名に対しても入学ガイダンスプログラムの1つとして実施しており、京都大学のすべての学生に救命処置を

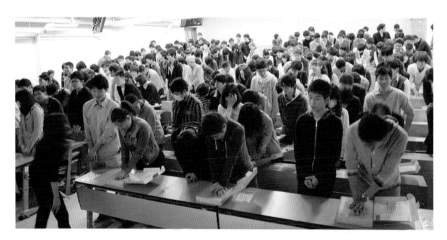

新入生へ実施されるPUSHコースの様子

学ぶ機会を提供している。

それぞれの専門性を活かした研究活動

所属する学生・教員がそれぞれの背景を活かし、それぞれのフィールドで自身の専門性を活かした研究を実施しており、その内容は多岐にわたる。研究内容を分類すると、主に以下の2つとなる。

1）健康増進・病気の予防をテーマとした研究

身近にある臨床疑問の解決として、うがいの風邪に対する予防効果の検証[1]をはじめ、電気鍼治療の肩こりに対する効果検証[2]や、大学生を対象にしたスマートフォンアプリによる認知行動療法のストレス低減効果の検証[3]、ウェブ保健指導の効果検証研究[4]、宿泊型保健指導の効果検証[5]など、健康増進・管理や健康教育に直結する臨床研究を実施してきた実績がある。

他にも、風邪に対するうがいの予防効果検証に続いて行った、ロキソプロフェンの風邪に対する治療効果検証[6]、葛根湯の風邪に対する治療効果の検証[7]、IgA腎症の長期予後を調べ予測モデルを構築した研究[8]や、集中治療室における急性腎障害のレジストリ確立[9]など、それぞれの背景・フィールドに合わせたさまざまな臨床研究を実施している。

最近では、健康情報学分野とともに京都市の委託を受け、市がもつ公的な保健医療情報の統合データベースの解析も行っている。また、健康診断結果を含む健康に関連するさまざまな情報を電子的に保管して活用するPersonal Health Record（PHR）の開発研究を2016年以降進めており、

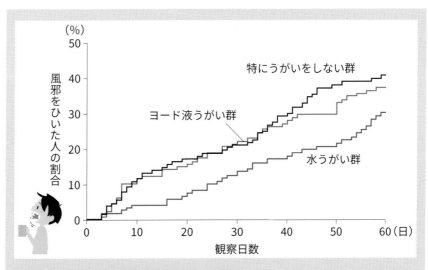

うがいの予防効果を検証した研究結果
（Satomura K, Kitamura T, Kawamura T, et al: Prevention of upper respiratory tract infections by gargling: a randomized trial. Am J Prev Med 29(4): 302-307, 2005.[1] より引用）

日本医療研究開発機構（AMED）からの研究費や、京大インキュベーションプログラムによる支援を受けながら、利用者の健康増進に資するPHRの実現を目指している。PHRの事業化モデル創出に関する勉強会である京大データヘルス研究会を開催しているほか、健康増進に関する技術をもつ企業との共同研究も積極的に行っており、それぞれの技術の効果検証を無作為化比較試験などによって実施している。今後も、PHRを活用した健康増進技術の開発とその検証研究を中心に、健康増進をテーマとした研究を実施予定である。

2）救急・蘇生をテーマとした研究

全国の救急隊員が、国際的に標準化された記録様式であるウツタイン様式に則って悉皆調査として記録・収集している病院外心停止記録を用いた観察研究を中心に、数々の論文を発表してきた。病院外心停止に関連した論文は100本を超え、The New England Journal of Medicine[10,11]、Lancet[12]、BMJ[13]をはじめとしたメジャージャーナルへの掲載実績もある。なかでも、胸骨圧迫のみの心肺蘇生の有効性を示しCirculationに掲載された論文[14]はその後、世界の心肺蘇生の流れを変えるなど、社会的に大きなインパクトを与えた。

現在は、救急隊員による病院前の記録に、救命センターなど搬送先医療機関で取得された詳細な治療経過を追加したレジストリを多施設共同研究として運用しており、病院到着後の集中治療の実態、到着後に測定されるバイオマーカーと転帰の関係など、より詳細な検討を進めている[15~17]。また、京都大学の新入生に対して実施していると述べた「PUSHコース」の効果検証をはじめ、蘇生教育の効果に関わる研究や、心停止現場に遭遇した市民の心肺蘇生実施に関わる障壁に関する調査[18~20]など、蘇生科学研究については、世界をリードするグループの1つといえる。

研究成果を現場に還元する社会活動

上述した、胸骨圧迫のみの心肺蘇生の有効性を示した論文[14]の発表を踏まえて立ち上げた、胸骨圧迫とAED使用法にフォーカスを絞りシンプルにした救命処置教育を社会に広げる取り組みであるPUSHプロジェクト（https://osakalifesupport.or.jp/push/）や、AEDの有効性[10,11]を受けて社会啓発活動を行う日本AED財団の取り組み、スマートフォンを活用してAEDを心停止の現場にいち早く届けるための研究開発であるAED GO（https://www.dawn-corp.co.jp/service/aed-go/）など、研究成果の社会実装にも力を注いでいる。

卒業生の多くが心肺蘇生の国際ガイドライン作成に関わっているほか、IgA腎症診療、大学保健などのガイドライン作成にも関わっている。研究協力機関である医療機関や消防機関などへのフィードバックに加えて、蘇生科学の

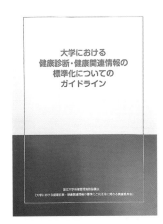

大学における健康診断・健康関連情報の標準化についてのガイドライン

最新の知見を救急隊員や医療従事者などへ還元する「大阪蘇生アカデミー」を毎年冬に開催している（https://osakalifesupport.or.jp/resuscitation_acad/）。年々参加者は増加し、第8回にして初のオンライン開催となった2020年は、600名を超える参加者があった。臨床行動の変化に直結する研究成果を現場に還元する取り組みの1つとして、今後も継続していく。

　大学保健との関わりを活かし、一般社団法人国立大学保健管理施設協議会の健康情報標準化調査委員会の委員長・委員として、大学における健康診断・健康関連情報の標準化についてのガイドラインの作成を2019年度に行った。システマティックレビューによるエビデンスの質的統合などによって作成された本ガイドラインは、法的根拠によって測定項目のみが定められている大学健診において、項目・測定方法などの標準化を図る、価値のあるものである。

今後の展望

　医療の発展に伴い、医療の範囲が病気の治療から予防、健康増進へと広がってきた。心臓突然死対策が病院内での集中治療にとどまらず、病院外での市民によるAEDを用いた救命処置や予防策、それを実現するための教育・啓発に広がっているのは、その典型例の1つである。しかし、健康領域の研究は十分には行われておらず、これから発展が求められる領域である。疾病の有無のように客観的に単純化できない場合も多く、新たな評価指標、研究手法が求められている。

　併せて、情報通信技術の発展による情報へのアクセス向上によって、あらゆる分野において専門家と市民との境界は曖昧になってきているが、医療の世界でも同様である。一方で、人間の生活や身体に直接影響する医療分野の専門性は不可欠であり、求められる内容も大きい。ウェアラブル端末に代表される新しい測定デバイスや、さまざまなデータの電子化によって、解析可能なデータが世の中にあふれる現在において、日常的に記録される健康関連情報を活用した生活改善など、健康の維持・増進、病気の予防における市民の役割が増大していくなかで、医療の役割を見つめ直し、その有効性を検証することが求められている。予防医療学、疫学へのニーズは、より広範に、より深いものになっており、玉石混淆であるデータやサービスを専門知識によって正しく読み取り発信することや、それらの知見を基に新たな研究を実施し、社会へ還元することの重要性はますます高まっていくだろう。

　予防医療の対象とする範囲は幅広く、だからこそさまざまな背景の学生、

教員が集まり、ダイバーシティを活かすことで、多くの研究成果が生み出されてきた。社会の変化は加速しており、その変化に対応するためにも、患者・市民の健康、病気の予防を第一とする臨床家としての矜持をもちつつ、柔軟な思考で新しいものを生み出していく必要がある。「学問の前では一学徒」という教えを忘れず、市民を含めた臨床（現場）行動の変化に直結するエビデンスの創出を目指し研究を推進するとともに、成果を現場に還元し、よりよい社会の構築に貢献していきたい。

Summary

　予防医療学教室は、疾病のさまざまなステージを対象に「身近な臨床疑問」を解決し、臨床行動の変化に直結するエビデンスの創出を目指し活動している。健康増進・病気の予防をテーマとした研究、救急・蘇生をテーマとした研究を中心に、大規模なレジストリ研究、行政のデータや健康診断結果を用いた研究、健康増進や蘇生教育に関わる無作為化介入試験など、教員・大学院生がそれぞれの専門性やバックグラウンドを活かしてさまざまな研究を行っている。大学生や大学院生への幅広い教育活動、社会貢献活動も実施している。健康増進、疾病に対する臨床疑問へのアプローチ、救急・蘇生を柱とした多くの研究成果が教員・大学院生から発信されているが、その源泉は臨床研究を志すさまざまな背景の者が集まり、協力するダイバーシティにある。これからもその特性を活かし、社会へ意味のある研究成果を還元すべく、研究に取り組んでいきたい。

 文献

1) Satomura K, Kitamura T, Kawamura T, et al: Prevention of upper respiratory tract infections by gargling: a randomized trial. Am J Prev Med 29(4): 302–307, 2005.
2) Yoshimizu M, Teo AR, Ando M, et al: Relief of chronic shoulder and neck pain by electro-acupuncture and transcutaneous electrical nervous stimulation: a randomized crossover trial. Med Acupunct 24(2): 97–103, 2012.
3) Uwatoko T, Luo Y, Sakata M, et al: Healthy Campus Trial: a multiphase optimization

strategy (MOST) fully factorial trial to optimize the smartphone cognitive behavioral therapy (CBT) app for mental health promotion among university students: study protocol for a randomized controlled trial. Trials 19(1): 353, 2018.

4) Imanaka M, Ando M, Kitamura T, et al: Effectiveness of web-based self-disclosure peer-to-peer support for weight loss: randomized controlled trial. J Med Internet Res 15(7): e136, 2013.

5) Matsuzaki K, Taniguchi S, Inoue K, et al: Effectiveness of a healthcare retreat for male employees with cardiovascular risk factors. Prev Med Rep 13: 170–174, 2018.

6) Goto M, Kawamura T, Shimbo T, et al: Influence of loxoprofen use on recovery from naturally acquired upper respiratory tract infections: a randomized controlled trial. Intern Med 46(15): 1179–1186, 2007.

7) Okabayashi S, Goto M, Kawamura T, et al: Non-superiority of Kakkonto, a Japanese herbal medicine, to a representative multiple cold medicine with respect to anti-aggravation effects on the common cold: a randomized controlled trial. Intern Med 53(9): 949–956, 2014.

8) Goto M, Wakai K, Kawamura T, et al: A scoring system to predict renal outcome in IgA nephropathy: a nationwide 10-year prospective cohort study. Nephrol Dial Transplant 24(10): 3068–3074, 2009.

9) Fujii T, Sato T, Uchino S, et al: Human atrial natriuretic peptide for acute kidney injury in adult critically ill patients: a multicenter prospective observational study. J Crit Care 51: 229–235, 2019.

10) Kitamura T, Iwami T, Kawamura T, et al: Nationwide public-access defibrillation in Japan. N Engl J Med 362(11): 994–1004, 2010.

11) Kitamura T, Kiyohara K, Sakai T, et al: Public-access defibrillation and out-of-hospital cardiac arrest in Japan. N Engl J Med 375(17): 1649–1659, 2016.

12) Kitamura T, Iwami T, Kawamura T, et al: Conventional and chest-compression-only cardiopulmonary resuscitation by bystanders for children who have out-of-hospital cardiac arrests: a prospective, nationwide, population-based cohort study. Lancet 375(9723): 1347–1354, 2010.

13) Izawa J, Komukai S, Gibo K, et al: Pre-hospital advanced airway management for adults with out-of-hospital cardiac arrest: nationwide cohort study. BMJ 364: I430, 2019.

14) Iwami T, Kawamura T, Hiraide A, et al: Effectiveness of bystander-initiated cardiac-only resuscitation for patients with out-of-hospital cardiac arrest. Circulation 116(25): 2900–2907, 2007.

15) Yamada T, Kitamura T, Hayakawa K, et al: Rationale, design, and profile of comprehensive registry of in-hospital intensive care for OHCA survival (CRITICAL) study in Osaka, Japan. J Intensive Care 4: 10, 2016.

16) Matsuyama T, Iwami T, Yamada T, et al: Effect of serum albumin concentration on neurological outcome after out-of-hospital cardiac arrest (from the CRITICAL [Comprehensive Registry of Intensive Cares for OHCA Survival] study in Osaka, Japan). Am J Cardiol 121(2): 156–161, 2018.

17) Shida H, Matsuyama T, Iwami T, et al: Serum potassium level on hospital arrival and survival after out-of-hospital cardiac arrest: The CRITICAL study in Osaka, Japan. Eur Heart J Acute Cardiovasc Care 2048872619848883, 2019.

18) Nishiyama C, Iwami T, Kawamura T, et al: Effectiveness of simplified chest compression-only CPR training for the general public: a randomized controlled trial. Resuscitation 79(1): 90–96, 2008.

19) Nishiyama C, Iwami T, Kitamura T, et al: Long-term retention of cardiopulmonary resuscitation skills after shortened chest compression-only training and conventional training: a randomized controlled trial. Acad Emerg Med 21(1): 47–54, 2014.

20) Shimamoto T, Nishiyama C, Ohura T, et al: Psychological conflicts in bystander cardiopulmonary resuscitation for out-of-hospital cardiac arrest. International Journal of First Aid Education 3(2): 10–21, 2020.

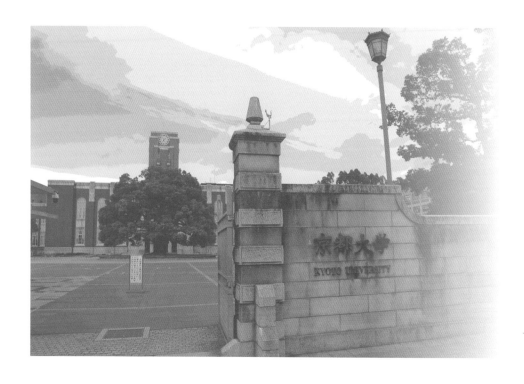

Chapter II

医療と社会を
つなぐために

各分野・コースの取り組み

4 国際保健学講座

健康の社会的決定要因を明らかにし
公正で健康な社会づくりに資する

近藤尚己　社会疫学分野 教授

健康の決定要因は多重レベルにわたる

　社会疫学は、健康の社会的決定要因やそのメカニズムを明らかにすること、そして社会環境へ介入する健康推進施策を考案し、その効果を実証することを目的とする疫学の一分野である。疫学には、感染症疫学・がん疫学・循環器疫学など、アウトカムとする疾病に基づいて分類する分野と、栄養疫学や環境疫学など曝露要因で分類する分野とがある。社会疫学は後者であり、社会的な要因を曝露と捉えた疫学分野である。

　健康は、遺伝子や生活習慣に加え、周囲の人々との関係や経済的な状況、そして個人を取り巻く環境、すなわち教育・就労・食・医療・住居・文化・政策といった多重レベルにわたる要因によって決定される。これが社会疫学の基本的視座である[1)]。

　社会疫学がこれまでに扱ってきた個人レベルの社会的要因としては、性別・国籍・人種などの「社会的属性」に加え、所得・貧困・職業・職位・雇用形態・学歴といった「社会経済状況」や、人とのつながりの量や質を表す「社会関係」がある。社会関係により生じる差別や虐待の研究も多い。地域や国レベルの要因としては、前述の政策などに加えて、緑地・交通環

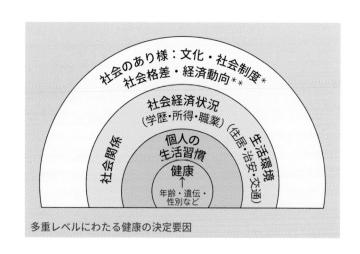

多重レベルにわたる健康の決定要因

境・治安・歩きやすさ（walkability）・農村度／都市度など居住地域の物理的な環境[2]、所得格差や景気動向、国家レジーム（福祉国家か、小さな政府か）や政治的イデオロギー（どの政党の政治が健康によいか）といった、国家体制や政治に関わるものも社会疫学研究の対象である。

　健康の社会的決定要因の研究については、18世紀の「働く人の病」（Ramazzini, 1713）や19世紀後半の「自殺論」（Durkheim, 1897）に遡ることができる。「自殺論」は、"社会"が個人の特性とは独立した機能（自殺を促しやすい規範や文化）を有している可能性を、国ごとの自殺統計を基に考察しており、史上初めて科学的な視点で健康の社会的要因についてまとめられた論文として名高い。

　社会疫学は、社会の影響を理論的・計量的に評価し、理解を進めることで公衆衛生に資する、つまり「健康のために望ましい社会の仕組み」を探ることをねらいとしている。これまでの社会疫学等による実証研究の蓄積を受けて、世界保健機関は「健康の社会的決定要因に関する特別委員会」を設置し、2008年に最終報告書を出版した。同報告書では、エビデンスレビューに基づき、どのように健康の社会的決定要因に対応して健康格差を制御すべきかがまとまっている[3]。社会環境としては、教育や就労環境など、普段の生活に直結した環境づくりを行うことが大切であり、そのために多様な部門同士が連携することを重視している。また、客観的なデータで健康格差の実態を把握し、また社会のなかで何らかの取り組みを行う際には健康格差への影響を計量的に評価していくことを推奨している。

　この報告書以降、社会疫学は、それまでの実態解明のための観察研究に加えて、行動科学や医療経済学、ヘルスサービス研究などと連携しながら、実社会における介入方法を検討するための研究も盛んに実施するようになってきた。健康の社会的決定要因に対応するための社会行動モデルや具体的な政策提案にも結び付いている。

　また社会疫学は、「健康」というレンズを通して社会を観察し理解することで、「人間とは何か」「社会とは何か」という知的関心へこたえる活動にもなっている。

社会疫学の特徴

　社会疫学の最大の特徴は、前述のように、健康の決定要因が多重レベルにわたることを想定している点である。人々が学校や地域、職場といった集団（＝コミュニティ）に所属しており、それらコミュニティが個人の特性とは独立した機能・効果をもつということである。

　従来からのリスクファクター研究の疫学では、リスクファクターとなる個人の特性（たとえば遺伝子）や曝露（たとえば毒性のある物質・食品摂取）

が健康に及ぼす影響は個人間で独立である、つまり、ある人がその曝露を受けたとしても、隣の人はその影響を受けないと仮定する場合が多い。しかし、社会疫学は、健康行動のみならず遺伝子や性別すらも個人間で相関し、社会のなかで集積することを否定しない。非感染性疾患（non-communicable diseases）と呼ばれる糖尿病や肥満なども、生活習慣が社会的に決定されることを踏まえれば、人の間で伝わっていくと想定される。たとえば、家族や友人が肥満になれば自分も肥満になる可能性が高まる、というわけである。遺伝子の機能とて、世代を超えて社会の影響を受けながら引き継がれるなかで個人の間で相関していく可能性があるほか、遺伝子と社会環境が交互作用をもつ、つまり同じ遺伝子の発現の強さは個人を取り巻く社会環境によって異なる場合がある。

一人ひとりへの影響が小さい場合も、社会全体としての影響は大きい

　これまで社会疫学が扱ってきた社会環境の影響は、一人ひとりへの影響としては決して大きくない場合もある。しかし、個人への影響、つまり相対リスクは小さくとも、集団全体としての影響（寄与的リスク）は大きくなるため、無視すべきでない。ある社会環境による相対リスクがたとえ数パーセントしかなくても、その影響は社会の構成員すべてに及ぶため、社会全体でみると数多くの人々がその病気を発症することになる。

観察研究を主とした社会疫学に関する主な知見

社会経済状況と健康

　教育歴・職業・所得といった「社会経済状況」が良好な人ほど、健康であることを示すエビデンスが多数ある[4,5]。社会経済状況は、物資的な豊かさ、社会における相対的な地位やステータスを反映しうる。教育歴は、その後の職業や収入を決定する人的資本として重要であり、職業は、職務に関連するハザード（危険性）を反映しやすい。所得は物質的な豊かさを直接反映しうる指標であるが、社会的なステータスも反映する。

　社会的なステータスは、周囲の人々のそれとの相対的な関係でその影響が決まる。たとえば、同じ年収500万円の2人がいたとしても、周囲の類似の人々の平均年収が1,000万円の場合と250万円の場合では意味合いが異なる。特に、衣食住に困るほどの貧困状況がまれである高所得国では、この「相対所得」の重要性が増す。たとえば、自分よりも所得の高い周囲の人々と自分の収入との差、すなわち所得の剥奪度の平均値を測定することがある。本人の所得水準にかかわらず、この相対的な所得剥奪が大きいほど不健康である可能性が示されている[6~12]。

周りの人よりも劣っている、あるいは人が持っているものを自分が持っていないという社会比較の感覚を「相対的剥奪感」と呼び、これは強いストレスにより人の行動を変え、健康をむしばむ可能性が指摘されている。また、そういった社会的なストレスは慢性的・継続的なため、ストレスホルモンが高血圧や高血糖状態を引き起こし、血管や臓器を直接傷害することにもつながる可能性がある。

社会関係と健康

友人・知人の数や交流頻度、他者との関わり方といった「社会関係」は健康に影響する[13]。社会関係には、その構造を示す社会的ネットワーク（social networks）や、その構造を介して授受される機能である社会的サポート（social support）といった要素がある[14]。近年では、社会関係を通じて授受される資源（技能や所有物）や、社会関係そのものを資源として捉えるソーシャル・キャピタル（social capital）の概念に注目が集まり、日本でも「健康日本21（第二次）」や「地域包括ケアシステム」の概念の背景として引用されてきた。社会関係の欠落や社会関係上の問題、すなわち社会的孤立や排除、虐待などは健康の大きなリスクであることが知られている[15,16]。

個人レベルの変えられない特徴として捉えられがちな性別や人種も、住む社会によって揺らぐ。性別に関しては、社会疫学研究では生物学的な性（sex）と社会的な性（gender）を区別する。両者は統計的には相関こそすれ、同一ではない。性も社会によって定義されるし、また、ある性に属すること（社会によってそう決められたということ、自身がそう自認するということ）が健康に及ぼす影響は、特定の性がもつ生物学的な効果とは独立している。したがって、たとえば男性が女性に比べて短命なのは男性が生物学的に弱いから、という意見は疑わなければならない。社会が各々の性に求める役割は社会によって異なり、健康への影響も社会によって異なる。このように性（gender）による健康格差は、社会的に決定されうる。

ヒトが社会的動物であり、適者生存の法則に則って世代を重ねてきたのであれば、性による社会行動の相違も遺伝子に組み込まれているとするほうが、むしろ自然である。そのため、寿命は生物学的に決まるのか、社会的に決まるのか、といった議論もそう単純ではなく、興味深いテーマである。

マクロな社会環境と健康

マクロな社会環境も、社会疫学の研究対象として重視されている。たとえば、所得格差は、国の経済的な活力の表れなのだから格差は必要、とする意見と、格差が生み出す分断は問題であるとする意見の対立がある。しかし、当然両側面あるわけで、所得格差は善か悪かという二元論に益は少ない。所

得格差が及ぼす健康への影響については、数百の研究の結果、個人が経済的に豊かか否かにかかわらず、特定の閾値を超える所得格差は健康を損ない死亡率を上昇させうることが示された[7,17,18]。

　近年では、経済危機や自然災害に伴う社会変化の影響を扱う、いわば「災害疫学」の研究が数多くみられている。日本では1990年代のバブル経済の崩壊で、管理職男性の死亡率、とりわけ自殺率が上昇して、職業による健康格差の逆転現象がみられたこと[19]、リーマンショック後に低所得世帯や一人親世帯の子どもが肥満になりやすくなったこと[20,21]、東日本大震災後や熊本地震に伴う社会変化がさまざまな健康リスクとなっていることなどが報告されている[22~24]。

　ソーシャル・キャピタルを社会や地域レベルの状況と捉えた研究も多い。互いの信頼が厚く、助け合いの規範が備わり人々が強く結束している社会ほど、健康を含めた多様な利点があるとの想定のもとに、公衆衛生施策への応用も進んでいる。ただし、周囲の人との付き合い方は人それぞれであり、個人の社会的な状況を無視してやみくもに地域社会へ介入すれば、つながりの輪に入れない人々を一層孤立化させるような負の効果も懸念されるため、慎重に応用すべきである[25~27]。

ライフコースにわたる環境

　人の健康は、胎児期から老年期に至るすべてのライフステージにおいて、置かれた環境の影響を受ける。社会環境については、母親の胎内にいるときの、母親の心理社会的なストレスやストレス関連行動（喫煙など）[28]、逆境体験[29]、幼少期・少年期の社会経済状況[30]などが、その後老年期に至るまで長期的な影響を及ぼしうる。

公正な社会づくりに向けた実用的なエビデンスづくり

　観察研究だけで「より良い社会」づくりのあり方を提案することには強い批判がある。そういった批判にこたえるべく、近年では、クラスター無作為化比較試験や準実験的な因果推論技法を取り入れた観察研究により、実用的なエビデンスを提供しようとする研究が増えている。

「地域づくり」型の戦略に効果はあるか

　高齢者の介護予防をねらいとして全国で進められている「通いの場」事業（サロン事業）は、社会福祉協議会や地域包括支援センターの支援を受けながら地域のボランティアが企画・運営する居場所づくりの活動である。孤立の防止や社会関係の醸成により健康寿命を延伸させよう、というねらいがあ

る。高齢者10万人規模の追跡調査である日本老年学的評価研究（JAGES）の参加自治体を対象に行われた介入研究では、サロン事業への参加は要介護になるリスクを半減させる可能性が示された[31]。

　全国的に進められている「地域包括ケア」は、住み慣れたまちで人生の最後まで安寧に生活できるように、公的・私的な組織同士が連携して必要なケアを届けるという、福祉の視点に立った素晴らしい概念である。しかし、その効果はこれまで実証されていなかった。JAGESに参加している32自治体を2群に分けて行った準実験研究では、地域包括ケアの中核的な取り組みであるコミュニティの組織化（組織同士の連携を促進する）や、そのための地域診断データの活用の支援を行った自治体では、支援がなかった自治体に比べて高齢男性の地域活動への参加が増え、死亡率が減少した。その関係は、所得水準にかかわらず観察された[32]。

　世界保健機関が推奨する、と前述したように、組織や部門間の連携は健康格差対策のための重要な取り組みである[3]。日本でも、自治体と事業主とが連携して健康格差を是正しようという試みが増えている。たとえば飲食店と連携して、野菜が多いメニューの注文を促すインセンティブが、普段、野菜メニューへの関心が少ない人にも効果的である可能性が示されている[33]。

せっかく治療した患者を病気にした元の環境に戻さないための仕組みづくり

　医療機関にはさまざまな事情を抱えた患者が訪れる。貧困や孤立など、社会的な要因の問題で病気になる人もいれば、そういった生活困窮のために、糖尿病や心臓病など、慢性疾患の管理を続けるのが難しい人もいる。家庭や仕事のストレスが依存症の引き金になる場合もある。そのような患者に対して、医療従事者にできることは多くない。患者の社会的な課題に気づいていながら、「運動をしてくださいね」といった通り一遍の"指導"をするしかない状況に無力感を覚える医療従事者は少なくないであろう。当然ながら、そのような診療に大きな効果は期待できない。

　そういった社会的課題を抱える患者に寄り添い、福祉部門のスタッフとともに生活上の課題を解決しようという取り組みがある。近年、そういった活動を全国的な活動へスケールアップしようとする試みが始まっている。医療機関において患者の生活上の課題を発見し、その課題解決につながる地域のさまざまな公的・私的な取り組みにつなげる「社会的処方（social prescribing）」の取り組みである。薬を処方するだけでなく、社会とのつながりを"処方"することで病気を癒すというイメージである。

　つながりが資源になるとするソーシャル・キャピタルの概念によれば、患者にとっては、つながりが、病気を予防し治療を続けるための資源になる。医療機関にとっては、自分たちでは対応できない福祉的な活動を、地域の多

様な組織とのつながりを通じて提供できるようになる。個人同士、組織同士を関係づけることによりエンパワメントすることで治療効果を高め、また地域共生社会づくりに貢献できる。

　社会的処方の推進のためには、医療機関で活用できる生活上の課題をスクリーニングする方法を普及させたり、患者に寄り添い地域の組織へとつなげる役割を担う人材を育成すること、社会的処方に関わる各組織や専門職に対して健康の社会的決定要因に関する理解を深めることなどが求められる。また、活動を促すインセンティブが必要との意見もある[34~36]。

今後の展望

　以上示したように、社会疫学は、健康の社会的決定要因の実態やメカニズムを解明する観察研究から、公正で健康な社会をつくるためのより実践的な研究へと、その主流をシフトしつつある。実社会と連動しながら実態を解明していくアプローチへの転換である。

データ活用と技術革新は社会疫学をどう変えるか

　昨今のビッグデータ利用環境の改善は、社会疫学にとって大きな恩恵となっている。社会疫学の研究は、集団（たとえば自治体）と個人という両レベルの変数を含む巨大なデータを必要とするが、そのためのデータが自然と収集され、利用可能な形で公表されるようになれば、大幅な研究コストの削減となる。また、社会と個人の健康との関係は複雑であるが、機械学習やシミュレーションの手法が発展すれば、そういった複雑な関係性を紐解く強い力となる。

　データの質の改善にも役立つ。国や自治体、研究者などが行う質問紙による調査では、社会的な課題を抱えている人ほど、そのような調査へ参加する割合が少ない傾向がある。そのため、もっとも健康のリスクを抱えやすい人々のデータが集まりづらい。一方、行政組織には、そういった人々も含め、全国民の情報が収集・蓄積されている。

　たとえば、福祉事務所には生活保護利用者をはじめとした生活困窮者のデータベースがある。これらを医療機関での支払い記録（レセプト情報）と個人単位で連結させれば、どのような生活上の課題を抱えている人がどのような疾病にかかりやすく、またどのように医療サービスを利用しているのかを明らかにできる。さらに、たとえば生活保護利用者の頻回受診が政策課題として議論されているが、これまでのデータ分析からは、独居、失業、外国籍という要因が頻回受診と関連していることがわかった[37]。家庭や職場というコミュニティがない人や、言語でのコミュニケーションに困難を抱えてい

る人が、居場所や支援を求めて医療機関に通っている可能性がありそうだ。

多様な組織連携で公正で健康な社会をつくる

　社会を改革していくためには、多様なステークホルダーの参画が必要である。行政と研究機関だけでなく、企業など、民間の力への期待が集まっている。京都大学社会疫学分野では、大手広告代理店、電気通信事業者、オンラインでのフリーマーケットや健康管理、健康相談などのサービスを提供するアプリ開発のベンチャー等々、多様な民間企業との共同研究を進めている。多様な企業と連携することで、自由な発想で介入方法を開発し、健康格差を制御すべく活動している。誰一人取り残さずに社会全体で健康になるための取り組みを開発し、その効果を検証し、社会へ広く実装していくことを目指している。

「我々はなにものか」に応える疫学へ

　社会は個人の集まりで構成され、そうして構築された社会がもつ機能は個人の行動を規定し、遺伝子にも刻まれる。遺伝子から社会まで、多重レベルの要因の効果やそれらの交互作用を明らかにしていくことで、疫学は公衆衛生のツールとしてだけでなく、人類の持続的発展のためのツール、そして「人間とは何か」を紐解く自然科学の方法論となり、一層魅力的なものになるはずである。

{ } Summary

　社会疫学は、健康の社会的決定要因やそのメカニズムを明らかにし、健康格差を制御することで、公正な社会づくりに資することを目指している。健康は、個人の生活習慣だけでなく、貧困や孤立といった個人の社会的課題や、社会のさまざまなシステムの影響を受ける。社会疫学は、このような多重レベルの要因によって健康が規定されるという視座をもっている。

　社会環境は、そこで暮らすすべての人々に影響を与えるため、たとえ一人ひとりへのリスクは小さくても、集団全体としては大きな影響となる。反対に、社会環境をうまく変えることができれば、多くの人々を一挙に健康にすることができる。どのような社会環境が、どのような背景を抱える人々へ影響しやすいのかを明らかにして、実際に社会を変える取り組みを行い、その評価と改善を進めていくことで、公正で健康な社会づくりに貢献したい。

 文献

1）近藤尚己：健康格差対策の進め方—効果をもたらす5つの視点，医学書院，東京，2016.
2）Kanamori M, Kondo N, Juarez S, et al: Rural life and suicide: does the effect of the community context vary by country of birth? A Swedish registry-based multilevel cohort study. Soc Sci Med 253: 112958, 2020.
3）WHO Commission on Social Determinants of Health: Closing the gap in a generation: health equity through action on the social determinants of health. Final report of the commission on social determinants of health. World Health Organization, Geneva, 2008.
4）川上憲人，橋本英樹，近藤尚己（編）：社会と健康—健康格差解消に向けた統合科学的アプローチ，東京大学出版会，東京，2015.
5）高尾総司，藤原武男，近藤尚己（監訳）：社会疫学（上・下）（Social Epidemiology 2nd ed），大修館書店，東京，2017.
6）Kondo N, Saito M, Hikichi H, et al: Relative deprivation in income and mortality by leading causes among older Japanese men and women: AGES cohort study. J Epidemiol Community Health 69(7): 680–685, 2015.
7）Kondo N: Socioeconomic disparities and health: impacts and pathways. J Epidemiol 22(1): 2–6, 2012.
8）Inoue Y, Howard AG, Yazawa A, et al: Relative deprivation of assets defined at multiple geographic scales, perceived stress and self-rated health in China. Health Place 58: 102117, 2019.

9) Gero K, Kondo K, Kondo N, et al: Associations of relative income and subjective social status with favorable cardiovascular health. Eur J Public Health 27(suppl_3): ckx187.083, 2017.

10) Åberg Yngwe M, Kondo N, Hägg S, et al: Relative deprivation and mortality – a longitudinal study in a Swedish population of 4,7 million, 1990–2006. BMC Public Health 12: 664, 2012.

11) Kondo N, Kawachi I, Hirai H, et al: Relative deprivation and incident functional disability among older Japanese women and men: prospective cohort study. J Epidemiol Community Health 63(6): 461–467, 2009.

12) Kondo N, Kawachi I, Subramanian SV, et al: Do social comparisons explain the association between income inequality and health?: relative deprivation and perceived health among male and female Japanese individuals. Soc Sci Med 67(6): 982–987, 2008.

13) Coleman JS: Foundations of Social Theory, Harvard University Press, Cambridge, 1990.

14) 杉澤秀博，近藤尚己：社会関係と健康．川上憲人，橋本英樹，近藤尚己（編）：社会と健康―健康格差解消に向けた統合科学的アプローチ，pp209-232，東京大学出版会，東京，2015.

15) 近藤尚己：貧困と社会的排除，そして格差　Poverty, social exclusion, and disparities. Japanese Consortium for General Medicine Teachers 10：4，2018.

16) Saito M, Kondo N, Kondo K, et al: Gender differences on the impacts of social exclusion on mortality among older Japanese: AGES cohort study. Soc Sci Med 75(5): 940–945, 2012.

17) Kondo N, Sembajwe G, Kawachi I, et al: Income inequality, mortality, and self rated health: meta-analysis of multilevel studies. BMJ 339: b4471, 2009.

18) Kondo N, van Dam RM, Sembajwe G, et al: Income inequality and health: the role of population size, inequality threshold, period effects, and lag effects. J Epidemiol Community Health 66: e11, 2011.

19) Wada K, Kondo N, Gilmour S, et al: Trends in cause specific mortality across occupations in Japanese men of working age during period of economic stagnation, 1980–2005: retrospective cohort study. BMJ 344: e1191, 2012.

20) Ueda P, Kondo N, Fujiwara T: The global economic crisis, household income and pre-adolescent overweight and underweight: a nationwide birth cohort study in Japan. Int J Obes (Lond) 39(9): 1414–1420, 2015.

21) Shiba K, Kondo N: The global financial crisis and overweight among children of single parents: a nationwide 10-year birth cohort study in Japan. Int J Environ Res Public Health 16(6): 1001, 2019.

22) Sato K, Amemiya A, Haseda M, et al: Postdisaster changes in social capital and mental health: a natural experiment from the 2016 Kumamoto earthquake. Am J Epidemiol 189(9): 910–921, 2020.

23) Matsuyama Y, Aida J, Tsuboya T, et al: Are lowered socioeconomic circumstances causally related to tooth loss? A natural experiment involving the 2011 Great East Japan Earthquake. Am J Epidemiol 186(1): 54–62, 2017.

24) Hikichi H, Aida J, Kondo K, et al: Increased risk of dementia in the aftermath of the 2011 Great East Japan Earthquake and Tsunami. Proc Natl Acad Sci U S A 113(45): E6911–E6918, 2016.

25) Amemiya A, Saito J, Saito M, et al: Social capital and the improvement in functional ability among older people in Japan: a multilevel survival analysis using JAGES data. Int J Environ Res Public Health 16(8): 1310, 2019.

26) Amemiya A, Kondo N, Saito J, et al: Socioeconomic status and improvement in functional ability among older adults in Japan: a longitudinal study. BMC Public Health 19(1): 209, 2019.

27) Haseda M, Kondo N, Takagi D, et al: Community social capital and inequality in depressive symptoms among older Japanese adults: a multilevel study. Health Place 52: 8–17, 2018.

28) Suzuki K, Kondo N, Sato M, et al: Maternal smoking during pregnancy and childhood growth trajectory: a random effects regression analysis. J Epidemiol 22(2): 175–178, 2012.

29) Isumi A, Fujiwara T, Kato H, et al: Assessment of additional medical costs among older

adults in Japan with a history of childhood maltreatment. JAMA Netw Open 3(1): e1918681, 2020.

30) Tani Y, Kondo N, Nagamine Y, et al: Childhood socioeconomic disadvantage is associated with lower mortality in older Japanese men: the JAGES cohort study. Int J Epidemiol 45(4): 1226–1235, 2016.

31) Hikichi H, Kondo N, Kondo K, et al: Effect of a community intervention programme promoting social interactions on functional disability prevention for older adults: propensity score matching and instrumental variable analyses, JAGES Taketoyo study. J Epidemiol Community Health 69(9): 905–910, 2015.

32) Haseda M, Takagi D, Kondo K, et al: Effectiveness of community organizing interventions on social activities among older residents in Japan: a JAGES quasi-experimental study. Soc Sci Med 240: 112527, 2019.

33) Nagatomo W, Saito J, Kondo N: Effectiveness of a low-value financial-incentive program for increasing vegetable-rich restaurant meal selection and reducing socioeconomic inequality: a cluster crossover trial. Int J Behav Nutr Phys Act 16(1): 81, 2019.

34) 西岡大輔, 近藤尚己:社会的処方の事例と効果に関する文献レビュー. 医療と社会29（4）: 527–544, 2020.

35) 西岡大輔, 上野恵子, 舟越光彦, ほか:医療機関で用いる患者の生活困窮評価尺度の開発. 日本公衆衛生雑誌67（7）: 461–470, 2020.

36) 西岡大輔, 近藤尚己:医療機関における患者の社会的リスクへの対応:social prescribingの動向を参考にした課題整理（特別寄稿）. 医療経済研究30（1）: 5–19, 2018.

37) Nishioka D, Saito J, Ueno K, et al: Frequent outpatient attendance among people on the governmental welfare programme in Japan: assessing both patient and supplier characteristics. BMJ Open 10: e038663, 2020.

Chapter II

医療と社会を
つなぐために

各分野・コースの取り組み

5 社会生態学講座

病原微生物の生態・動態解明や検査法開発を国際的に展開

山崎　渉　環境生態学分野（東南アジア地域研究研究所）教授

環境生態学分野は、感染症による社会変容・歴史的な影響についても文理融合研究を推進

　環境生態学分野では、人獣共通感染症学と食品微生物学を主要な研究課題としている。なかでも、環境中（動物の体内や食品も含む）における病原微生物の生態・動態解明や検査法開発などに関する研究に取り組んでいる。

　さまざまな病原微生物が環境中でどのようにして発生したのか、環境中でどのような生態・動態をとっているのか、どのように動物種の壁を越えるの

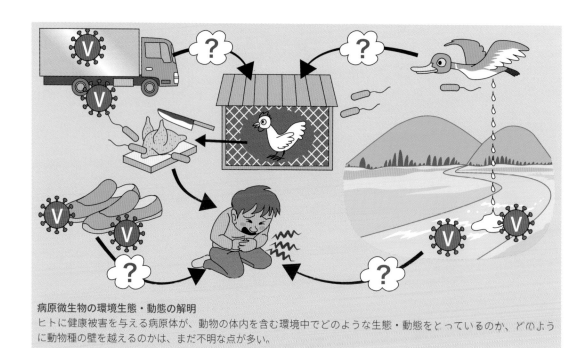

病原微生物の環境生態・動態の解明
ヒトに健康被害を与える病原体が、動物の体内を含む環境中でどのような生態・動態をとっているのか、どのように動物種の壁を越えるのかは、まだ不明な点が多い。

かは不明な点が多いため、これらの解明を図っている。新型コロナウイルス、腸管出血性大腸菌、カンピロバクター、コレラ菌などを研究対象としている。

　環境中の微生物は、私たちの社会や健康に大きな影響を与え続けている。なかでも、動物が保有する微生物は、ヒトの健康に影響を与える特に重要なリスクファクターである。

　2020年に明らかになった、新型コロナウイルス感染症（COVID–19）の世界流行（パンデミック）の背景には、野生動物（キクガシラコウモリ、センザンコウ）からヒトへの動物種を越えた伝播（spillover）がある。中国武漢市内の研究所における漏出事故の可能性も指摘されている一方で、野生動物・家畜・ヒトの3者が密集するという自然界ではありえない環境となっていた生鮮市場が、疫学的に新型コロナウイルスの発生源とも推測されている。なお、キクガシラコウモリは日本にも生息している。

　いつ、どこで、どのようなspilloverが起きるのかは全く予測できない。しかし、歴史を俯瞰すれば、野生動物の家畜化がspillover発生の重要な要因であったことに疑いの余地はない。

　私たちは、約1万年前に野生動物の家畜化を始めた。野生動物の家畜化により、良質な動物性タンパク質の摂取、労役の軽減など、私たちは多くの恩恵を得てきた。一方で、家畜化はヒトと動物の接触頻度を増加させたため、多くの新興感染症を引き起こしてきた。たとえば、牛に致死的な感染症を引き起こしてきた牛疫ウイルス（2010年に世界から根絶）は、およそ2000年から5000年前にspilloverを起こし、麻疹ウイルスとなった。人間側の都合により命名されたウイルス名の違いに、違和感を覚えるかもしれない。しかし、元来は牛を宿主としていた牛疫ウイルスが、現代においては麻疹ウイルスとなり、ヒトに健康被害を与えているのである。

　人類の歴史のなかで、小さな微生物が大きな社会変容をもたらしてきた。インドのガンジス川流域の風土病であったコレラは、19世紀に加速した帝国主義・グローバル化によるヒトの移動の増加に伴い、パンデミックを引き起こした。欧州では、コレラ対策として上下水道の整備や微生物学の知見の集積が促進された結果、水系感染症の制御が進んだ。結果として、街並みが美しく整備された。

　甲殻類（ロブスターや汽水域で養殖されているエビなど）の喫食は、コレラ感染のリスクファクターである。また、牛が腸内に健康保菌している腸管出血性大腸菌は、牛肉の摂食を介してヒトに健康被害を与える。腸管出血性大腸菌O157による健康被害は、1980年代に米国、1990年代に日本国内で初めて報告された。いつ、どのようにして、甲殻類や牛がコレラ菌や腸管出血性大腸菌のレゼルボアになったのであろうか。これらの病原体は、環境中でどのような生態・動態を示しているのであろうか。多くは未解明なままで

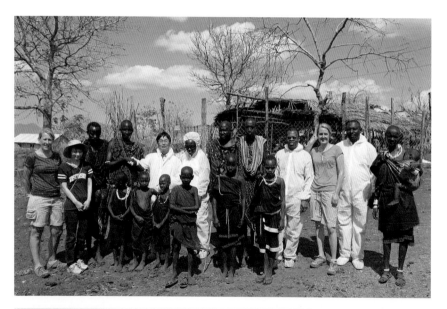

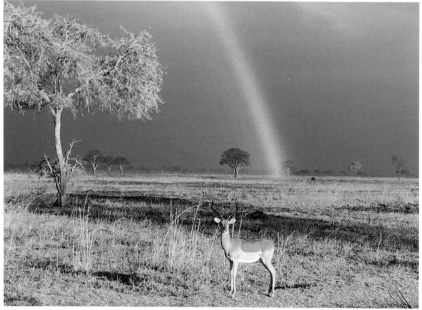

タンザニア連合共和国モロゴロ市近郊でのフィールドワーク風景（タンザニア国立ソコイネ農業大学、英国パーブライト研究所との共同研究）
上：牛の調査に協力してくれた農家で記念撮影
下：雨上がりの朝に遭遇したインパラ（ミクミ国立公園内）

ある。

　環境生態学分野では、アジア・アフリカ・欧州・日本の研究者と連携して研究・教育を実施している。国際基準を満たす信頼性の高い検査法を新開発し、疫学調査に応用することで、さまざまな病原微生物の環境動態・生態の解明や感染症の制御、食品の安全性確保などへの貢献を目指している。感染

症が引き起こす社会変容・歴史的な影響についても、東南アジア地域研究研究所の文系研究者と連携した文理融合研究を通してアプローチしている。スタッフ・学生の皆さんと力を合わせて、公衆衛生の発展に少しでも貢献していきたいと考えている。

感染症の制御や食品の安全性確保を目的とする行政政策に貢献する

グローバル化に伴う病原微生物の世界拡散への対応

グローバル化の進展には、たとえば政治統合の推進、経済活動の国際的分業による生産効率の向上といった利点がある。一方で、地球規模の環境問題、テロリズム、ならびに感染症や食品由来の病原微生物の世界拡散といった負の側面もある。

COVID–19のパンデミックからも明らかなように、世界のヒト・モノ・動物（食品を含む）の国境を越えた移動の増加に伴い、感染症・病原微生物の世界拡散が増加している。国内外の被害を抑制するための実践的な研究に取り組んでいる。病原体の早期摘発・早期封じ込めのための新しい検査技術を主に日本国内で開発し、タイ、ベトナム、ミャンマー、エジプト、タンザニア、英国、スペインで、現地研究者と共同して性能を評価している。

新技術開発と国際ネットワーキング

世界各地でフィールドワークや技術支援活動を経験すると、現地の研究者が現在の日本に対して、高度な科学技術保有国というイメージを有していることを感じる。私たちの開発技術に対しても信頼感や肯定感をもってくれているので、円滑に共同研究を進めることができる。これらは、先人たちの絶え間ない努力のおかげである。

一方、多くの地域で現在も重要な課題となっているコレラや狂犬病のような水系感染症、人獣共通感染症の流行に、かつては日本も苦しんできた。グローバル化の負の側面として不可避なこれらの病原体流行の解決策の1つは、過去においても、現在においても、新技術の開発・普及や国際ネットワーキングにある。国際基準を満たす汎用性や信頼性の高い検査法を新開発し、国内外へ普及させることを心がけている。

さまざまな感染症の制御や食品の安全性確保を目的とする行政政策を合理的に強化するための貢献をしたい。このような学際的研究をアジア・アフリカ諸国の研究者と共同で行い、彼らが先進技術導入を基盤としたキャッチアップ型の社会開発を実現することは、明治時代の開国から日本が続けてきた道程でもある。

今後の展望

　環境生態学分野のミッションは、感染症制御・食品微生物などの分野における、世界各地の課題解決への貢献である。感染症の発生・伝播・社会への影響を理解するために、病原体の生息する自然環境、ヒトのつくり出す人為的環境、感染を受けるヒトの抵抗性などのさまざまな要因を解析するアプローチ法の習得が必要である。

　心理学的安全性や信頼関係が確保された環境で、教員、スタッフ、学生が同じ目線でともに学びながら、自立した個人として考え、行動することが指向されている。環境生態学分野では、主に以下の4つの研究課題に取り組んでいる。

世界規模での感染症の疫学

　アジアを中心とした腸管感染症の研究ネットワークによって集積された病原菌株を遺伝子レベルで比較して、国際的な疫学解析を行っている。ヒトやモノの国際的な移動の影響と感染症の世界的な伝播との関係を調べている。

　COVID–19の診断をフィールドで可能にする臨床現場即時検査法（point-of-care test: POCT）や、微量ウイルスの簡易濃縮検出法の開発も行っている。

海外での感染症の解析

　タイ、マレーシア、シンガポール、ベトナム、エジプトなどにおいて、現地の研究者と共同で、重要な腸管感染症の研究を行っている。コレラ、腸炎ビブリオ、腸管出血性大腸菌などの病原菌を対象にして、環境や患者からの病原菌の分離・解析を行い、感染症の流行要因を解明している。

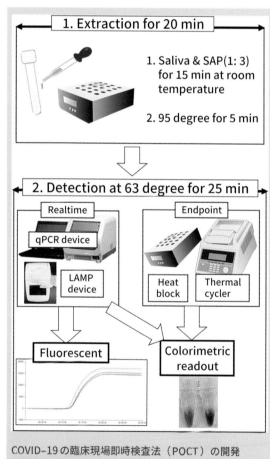

COVID–19の臨床現場即時検査法（POCT）の開発
唾液からの迅速・高感度なCOVID-19診断を可能にする臨床現場即時検査法（point-of-care test: POCT）を開発している。核酸抽出キットや重量のある測定機器が不要なので、野外の簡易検査所などでも実施可能。

人獣共通感染症の解析

　腸管出血性大腸菌やカンピロバクター、サルモネラのような腸管感染症病原菌は、家畜や家禽が健康保菌しており、食肉として供給される際にヒトに危害を加える。これらの病原体の環境生態・動態を明らかにするために、遺伝子検査法を開発し、疫学調査に応用している。

食品の安全性確保

　高病原性鳥インフルエンザやアフリカ豚熱などの動物感染症のパンデミックによって、大きな経済被害が発生している。ベトナム、タイ、フィリピン、タンザニア、英国、スペインなどの研究者と共同で、国際基準を満たす信頼性の高い検査法やPOCTを開発している。早期発見、早期摘発を推進することで、被害低減や世界の食肉の安定供給への貢献を目指している。

Summary

　感染症制御・食品微生物などの分野における世界各地の課題解決に貢献するため、環境中（動物の体内や食品も含む）における病原微生物の生態・動態解明や検査法開発などに関する研究に取り組んでいる。さまざまな病原微生物が環境中でどのようにして発生したのか、環境中でどのような生態・動態をとっているのか、どのように動物種の壁を越えるのか、については不明な点が多いため、これらの解明を図っている。アジア・アフリカ・欧州・日本の研究者と連携して研究・教育を実施している。国際基準を満たす信頼性の高い検査法を新開発し、疫学調査に応用することで、さまざまな病原微生物の環境動態・生態の解明や感染症の制御、食品の安全性確保などへの貢献を目指している。感染症が引き起こす社会変容・歴史的な影響についても、文系研究者と連携した文理融合研究を通してアプローチしている。

文献

1） Yamazaki Y, Thongchankaew-Seo U, Nagao K, et al: Development and evaluation of a point-of-care test with a combination of EZ-Fast DNA extraction and real-time PCR and LAMP detection: evaluation using blood samples containing the bovine leukemia DNA. Letters Appl Microbiol 71(6): 560–566, 2020.

2） Makino R, Yamazaki Y, Nagao K, et al: Application of an Improved Micro-amount of Virion Enrichment Technique (MiVET) for the detection of avian influenza A virus in spiked chicken meat samples. Food Environ Virol 12(2): 167–173, 2020.

3） Yashiki N, Yamazaki Y, Subangkit M, et al: Development of a LAMP assay for rapid and sensitive detection and differentiation of *Mycobacterium avium* subsp. *avium* and subsp. *hominissuis*. Lett Appl Microbiol 69(3): 155–160, 2019.

4） Liu YH, Yamazaki W, Huang YT, et al: Clinical and microbiological characteristics of patients with bacteremia caused by *Campylobacter* species with an emphasis on the subspecies of *C. fetus*. J Microbiol Immunol Infect 52(1): 122–131, 2019.

5） Yamazaki W, Makino R, Nagao K, et al: New micro-amount of virion enrichment technique (MiVET) to detect influenza A virus in the duck faeces. Transbound Emerg Dis 66(1): 341–348, 2019.

6） Howson ELA, Armson B, Lyons NA, et al: Direct detection and characterization of foot-and-mouth disease virus in east Africa using a field-ready real-time PCR platform. Transbound Emerg Dis 65(1): 221–231, 2018.

7） Yamazaki W, Sabike II, Sekiguchi S: High prevalence of *Campylobacter* in broiler flocks is a crucial factor for frequency of food poisoning in humans. Jpn J Infect Dis 70(6): 691–692, 2017.

8） Iraola G, Forster SC, Kumar N, et al: Distinct *Campylobacter fetus* lineages adapted as livestock pathogens and human pathobionts in the intestinal microbiota. Nat Commun 8(1): 1367, 2017.

9） Sabike II, Uemura R, Kirino Y, et al: Assessment of the *Campylobacter jejuni* and *C. coli* in broiler chicken ceca by conventional culture and loop-mediated isothermal amplification method. Food Control 74(4): 107–111, 2017.

10） Iizumi T, Taniguchi T, Yamazaki W, et al: Effect of antibiotic pre-treatment and pathogen challenge on the intestinal microbiota in mice. Gut Pathog 8: 60, 2016.

11） Sabike II, Uemura R, Kirino Y, et al: Use of direct LAMP screening of broiler fecal samples for *Campylobacter jejuni* and *Campylobacter coli* in the positive flock identification strategy. Front Microbiol 7: 1582, 2016.

12） Yamazaki W, Uemura R, Sekiguchi S, et al: *Campylobacter* and *Salmonella* are prevalent in broiler farms in Kyushu, Japan: results of a 2-year distribution and circulation dynamics audit. J Appl Microbiol 120(6): 1711–1722, 2016.

13） Escalante-Maldonado OR, Kayali AY, Yamazaki W, et al: Improvement of the quantitation method for the *tdh+ Vibrio parahaemolyticus* in molluscan shellfish based on most-probable-number, immunomagnetic separation, and loop-mediated isothermal amplification. *In*: Raghunath P, Karunasagar I, Karunasagar I(eds): Ecology, Virulence and Detection of Pathogenic and Pandemic *Vibrio parahaemolyticus*, pp71–80, Frontiers Media SA, 2016.

疾病、老化のありさまを
自然環境、文化背景との関連で捉え直す

坂本龍太　人間生態学分野（フィールド医学）准教授

人間生態学の視点から研究を行う―フィールド医学の概要

「フィールド医学」は、疾病、老化のありさまを自然環境、文化背景との関連でもう一度、捉え直そうとする研究領域である[1]。

臨床医学とはその名の通り、病床の傍らで、病める患者の疾病を診察し、その治療を行うことを本来の使命としてきた。医療が高度になるにつれ、専門は細分化され、多様な専門家を擁する大規模な病院がその中核的役割を担うようになってきた。しかし、患者の生活の場と離れた大規模病院中心の医学からでは、患者がどういうふうに暮らし、どんな家族や仲間がいて、どんな家に住み、どんなものを食べて、日常生活の上でどんな課題を抱えているのか、たとえ質問により補うことができても、実感を伴ってその実態を捉えることは難しいのではないか。フィールド医学では、異なる自然生態系、歴史、文化、社会的背景のもとでの健康の捉え方、疾病の発現状況、生活状況などについて、フィールドワークに基づいた人間生態学の視点から考察し、研究を行っている[2]。生活の場に根ざした一人ひとりの健康を追求していきたい。

われわれは、今まで「老い」というテーマを大きな柱の1つとしてきた。1955年に48歳ほどであった地球上の人間の平均寿命は、2020年までに73歳に達したとされ、65歳以上の高齢者人口は1950年に約5％であったものが、2020年までに約9％に達し、このままいけば2050年までに16％に達すると推測されている。総務省の報告によれば、わが国の65歳以上人口は28.7％である。超高齢社会の最先端に立つわれわれの社会が「老い」という言葉の定義そのものを見直しつつ自らが直面する課題を世界と共有することは、きわめて重要である。

われわれは、わが国およびチベット・ヒマラヤを中心とした世界のさまざまな地域で、健診を核として生活の場における環境と健康との関係を考察しながら、疾病予防、早期治療、社会的孤立への対策や地域伝統文化の継承、そして、幸せについても次世代の仲間と現場をともにしつつ追求してきた。高齢者ケアのあるべき姿は、自然や文化的背景を含めた現場の状況に応じて異なり、現地に暮らす人々が主体となったケアが大切であると考えている。

　もちろん、研究対象は老いに限るものではない。これまでも生活習慣病、感染症、環境汚染など、現地で患者と接するなかでみえてきた病について生態学者、社会学者などの異分野の学者、現地の医療従事者、行政官、教育者、村人などと協働で研究を行ってきた。目の前の一人の患者が抱える病の原因や予防・治療の方策を考えていくと、その背景にはさまざまな要素があり、医学の枠にとどまっていては解決がおぼつかないことが多い。現地で人々の苦に寄り添いながら、内に湧いてきた問いを重んじ、その問いを追究していく。

生活の場に根ざした一人ひとりの健康を追求

わが国における健康長寿計画

　われわれの教室では、2004年から高知県土佐町において健康長寿を目的としたフィールド医学事業を行っている。この源流ともいえる高知県香北町の健康長寿計画が開始されたのは、1990年に遡る。当時、新設の高知医科大学老年病学教室の小澤利男先生は、香北町での大学、保健所、町役場、社会福祉協議会、病院、民生児童委員、老人クラブ、婦人会などを巻き込んだ

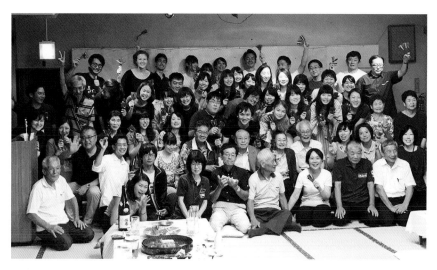

高知県土佐町ご長寿健診後の老人クラブとの交流会の様子（2018年8月9日撮影）

町ぐるみの計画を開始した。同教室に在籍していた松林公蔵先生、奥宮清人先生らが中心となり、香北町が2006年に土佐山田町、物部村と合併し香美市となるまでの17年間にも及ぶ活動を展開させ、2004年からは土佐町でも長寿計画を開始し、その間、独自の知見を世界に発信し、老年医学を牽引してきた[3~8]。

　香北町では、高齢者の基本的日常生活機能の改善のみならず、女性における平均寿命の延長が高知県内の町村でトップとなり、副次的に医療費の抑制にもつながった。2004年から2013年の10年間では、土佐町においても、高知県内で女性の平均寿命がトップに輝いた。これは、町の方々のご努力の賜物であることはいうまでもないが、フィールド医学の健診を核とする包括的な活動も一助になったのではないかと考えている。

高地における老いの研究

　われわれは、ヒマラヤ・チベット地域の高地において人はどのように環境に適応してきたのかをテーマに、研究を行ってきた。生理的な適応について、高地において耐糖能とヘモグロビンやフェリチンが密接な関連を示すことを報告したほか、チベット人では漢人よりも血中の活性酸素種（reactive oxygen species）値が高く、これが老化の促進に関連している可能性を報告した。チベット人の高所適応について今まで優れた面ばかりが強調されていた高所医学研究において、加齢とともに負の側面をもちうることが示唆されたことになる[9,10]。

　また、生来高地に暮らしてきた高齢者においても標高の高さが睡眠の質に影響を及ぼしていることも明らかにした[11]。そして、文化的な適応について、仏教の役割や幸福感に焦点を当て、信仰心、家族や仲間とのつながりを研究し、論文および著書などにまとめたところ、新聞やテレビなどの書評でも取り上げられた[12,13]。

ブータンにおける地域高齢者医療計画

　2010年よりカリン診療所を拠点として地域在住高齢者に対し、健診およびその後のフォローアップを行っている。山に集落が散在しているなかで、村々を渡り歩いて往診を行いながら悉皆的な健診を行った[14,15]。保健省や国民総幸福委員会委員による査問の結果、国民の幸福に資するという評価が得られた。また、2011年11月に開催された全国保健会議において、このカリン診療所で始めた高齢者計画を段階的に全土に広げる可能性を探ること、2013年から始まる第11次の国家五カ年計画の間にプライマリヘルスケアに統合することが推奨された。

　保健省医療サービス局と協力して作成した "Guidelines for Community

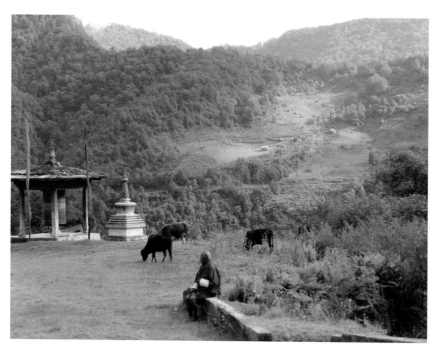

ブータン王国タシガン県カリン旧診療所前の風景（2010年10月10日撮影）

Based Medical Check-ups for the Elderly"は、ブータンの各診療所に配布され、保健省にこの計画専任の上級企画官も配置されている。そして、2015年7月10日には、この高齢者ケア計画を全国に広げることを盛り込んだPerformance Agreementに、ブータン王国総理大臣ツェリン・トブゲイ氏と保健大臣タンディン・ワンチュク氏の両者が署名し、国の主要プログラムの1つとなっており、現地の保健スタッフと協力しながらブータン全土に広げているところである。

人間の生活環境下に潜むレジオネラ症の感染源

　交通事故で救急を受診した一人の患者を契機として、患者がレジオネラ症に罹患していること、また、患者が使用していた自動車から検体をとり、カーエアコンのエバポレーターという部分からレジオネラ属菌を検出した[16]。そして、われわれの身近にあるアスファルトの路上水たまりから*Legionella pneumophila*が高頻度で検出されることを報告した[17]。これにより、温泉や冷却塔などの特定の感染源だけでなく、道路などの身近な場所からもレジオネラ症に感染しうる可能性が示唆されたわけである。

　同報告は、米国疾病予防管理センター（Centers for Disease Control and Prevention: CDC）の機関誌に掲載され、1927年の初版以降、医学の標準的教科書の1つである*Goldman's Cecil Medicine*の第24版のレジオ

ネラ症の項で、推奨する5つの論文のうちの1つとして挙げられた。2015年には、レジオネラ症と気候変動の関連を指摘した論考が、世界保健機関（World Health Organization: WHO）の機関誌にも掲載されている[18]。

東南アジアにおける神経難病および水銀中毒に関する調査

　教室メンバーは、2001年からインドネシアのパプア州のイア川流域を中心に頻発していた神経変性疾患の調査を行っており、筋萎縮性側索硬化症（amyotrophic lateral sclerosis）・パーキンソン認知症複合類似疾患の病型の変遷など、長期のフォローアップを続けている[19]。また、西ヌサ・トゥンガラ州における小規模金採掘に伴う水銀汚染の健康被害についても、調査を開始している。

今後の展望

　喫緊の課題といえるのが気候変動である。人間の活動が地球温暖化をもたらしたということは、今や世界中で合意が得られた事実といえ、今後その被害が急増することが懸念される。気候変動により気温上昇、海面上昇、熱波や洪水、豪雨、干ばつの増加、大気汚染の悪化が予測されており、気候変動は、空気、水、食物、住居など人間が生きる上で必須の基盤を揺るがしかねない重要な課題である[20]。都会の大気汚染は、心血管疾患や呼吸器疾患などを増加させ、温暖化による暖冬は、一部の温帯地域でインフルエンザや心血管疾患の死亡数を減らす可能性があるが、熱波による死者の増加はそれを凌駕すると考えられている。

　気候の変化は、マラリアやデング熱などのベクター媒介性疾患、アレルギー性鼻炎などのアレルギー性疾患の時間的空間的分布を変化させうる。降雨パターンの変化と氷河の融解により、水不足の危機に直面する人の数や過酷な干ばつの頻度は倍増し、水不足は安全な水の利用を損ないコレラなどの下痢性疾患を引き起こしうるほか、農作物の減少を引き起こしうる。自然災害による死亡は、災害対策の改善なしでは今後さらに悪化することが予想され、海面の上昇により沿岸洪水にさらされる可能性が指摘されている。

　災害の増加や水不足は住民の移住を余儀なくさせ、さまざまな精神疾患のリスクを上げるほか、紛争を引き起こす危険性もはらんでいる。気候変動による健康への影響は生活様式に大きく左右されるため、予測するのに不確実な要素が多い。言い換えれば、気候変動による健康への影響の大小は、今後人間がどのような生活様式を選択していくかにかかっている。われわれにとって真に健康な生き方とは何かが切実な問題として問われているのではないか。

Summary

　「フィールド医学」は、疾病、老化のありさまを自然環境、文化背景との関連でもう一度、捉え直そうとする研究領域である。フィールド医学研究分野では、異なる自然生態系、歴史、文化、社会的背景のもとでの健康の捉え方、疾病発現状況、生活状況などについて、フィールドワークに基づいた人間生態学の視点から考察し、研究を行っている。生活の場に根ざした一人ひとりの健康を追求していきたい。目の前の一人の患者が抱える病の原因や予防・治療の方策を考えていくと、その背景にはさまざまな要素があり、医学の枠にとどまっていては解決がおぼつかないことが多い。現地で人々の苦に寄り添いながら、内に湧いてきた問いを重んじ、その問いを追究する。今、喫緊の課題といえるのが気候変動である。われわれにとって真に健康な生き方とは何かが切実な問題として問われているのではないか。

 文献

1) 松林公蔵：老いを訪ねるフィールド医学とヒマラヤ登山．ヒマラヤ学誌18：14-51，2017.
2) Matsubayashi K, Okumiya K: Field medicine: a new paradigm of geriatric medicine. Geriatr Gerontol Int 12(1): 5-15, 2012.
3) 松林公蔵："フィールド医学の創出"―香北町からアジアへの展開―．日老医誌46：480-484，2009.
4) Wada T, Imai H, Fukutomi E, et al: Preferred feeding methods for dysphagia due to end-stage dementia in community-dwelling elderly people in Japan. J Am Geriatr Soc 62(9): 1810-1811, 2014.
5) Hirosaki M, Okumiya K, Wada T, et al: Self-rated health is associated with subsequent functional decline among older adults in Japan. Int Psychogeriatr 29(9): 1475-1483, 2017.
6) Ishimoto Y, Wada T, Kasahara Y, et al: Fall Risk Index predicts functional decline regardless of fall experiences among community-dwelling elderly. Geriat Gerontol Int 12(4): 659-666, 2012.
7) Kimura Y, Wada T, Okumiya K, et al: Eating alone among community-dwelling Japanese elderly: association with depression and food diversity. J Nutr Health Aging 16(8): 728-731, 2012.
8) Sakamoto R, Okumiya K, Ishine M, et al: Predictors of difficulty in carrying out basic activities of daily living among the old-old: a 2-year community-based cohort study. Geriatr Gerontol Int 16(2): 214-222, 2016.

9) Okumiya K, Sakamoto R, Ishikawa M, et al: J-curve association between glucose intolerance and hemoglobin and ferritin levels at high altitude. J Am Geriatr Soc 64(1): 207–210, 2016.

10) Sakamoto R, Okumiya K, Wang H, et al: Oxidized low density lipoprotein among the elderly in Qinghai-Tibet plateau. Wilderness Environ Med 26(3): 343–349, 2015.

11) Sakamoto R, Okumiya K, Norboo T, et al: Sleep quality among elderly high-altitude dwellers in Ladakh. Psychiatry Res 249: 51–57, 2017.

12) Sakamoto R, Okumiya K, Norboo T, et al: Health and happiness among community-dwelling older adults in Domkhar valley, Ladakh, India. Geriatr Gerontol Int 17(3): 480–486, 2017.

13) 奥宮清人（編）：生老病死のエコロジー―チベット・ヒマラヤに生きる，昭和堂，京都，2011.

14) Sakamoto R, Okumiya K, Ishine M, et al: Subjective quality of life in older community-dwelling adults in the Kingdom of Bhutan and Japan. J Am Geriatr Soc 59(11): 2157–2159, 2011.

15) 坂本龍太：ブータンの小さな診療所，ナカニシヤ出版，京都，2014.

16) Sakamoto R, Ohno A, Nakahara T, et al: Is driving a car a risk for Legionnaires' disease? Epidemiol Infect 137(11): 1615–1622, 2009.

17) Sakamoto R, Ohno A, Nakahara T, et al: *Legionella pneumophila* in rainwater on roads. Emerg Infect Dis 15(8): 1295–1297, 2009.

18) Sakamoto R: Legionnaire's disease, weather and climate. Bull World Health Organ 93(6): 435–436, 2015.

19) Okumiya K, Wada T, Fujisawa M, et al: Amyotrophic lateral sclerosis and parkinsonism in Papua, Indonesia: 2001–2012 survey results. BMJ Open 4(4): e004353, 2014.

20) 坂本龍太，奥宮清人：健康・疾病．総合地球環境学研究所（編）：地球環境学マニュアル2，朝倉書店，東京，2014.

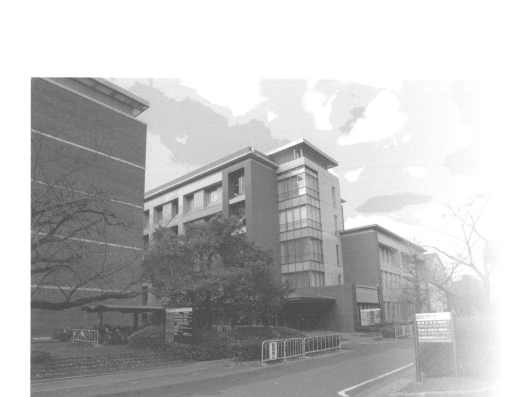

Chapter III

これからの公衆衛生学

京都大学大学院社会健康医学系専攻
20周年記念シンポジウム

これからの公衆衛生学を考える
医学と社会をつなぐ人材を育む京都大学SPH

2020年10月22日、「京都大学社会健康医学系専攻20周年記念シンポジウム」がオンラインで開催された。10月20日から22日にかけて同じくオンラインで行われた「第79回日本公衆衛生学会総会（学会長：今中雄一 京都大学大学院医学研究科社会健康医学系専攻 副専攻長／医療経済学教授）」と連携して行われたもので、「これからの公衆衛生学―社会健康医学とNew Public Health」というテーマのもと、日本の社会健康医学を牽引してきた方々をはじめ、京都大学大学院社会健康医学系専攻（京都大学SPH）の修了者や現役の学生らが参加。新型コロナウイルス感染症の拡大により、これまで以上に社会的に大きな注目を集めている社会健康医学のこれからと、それを支える人材育成の重要性の確認や今後の課題について意見が交わされた。

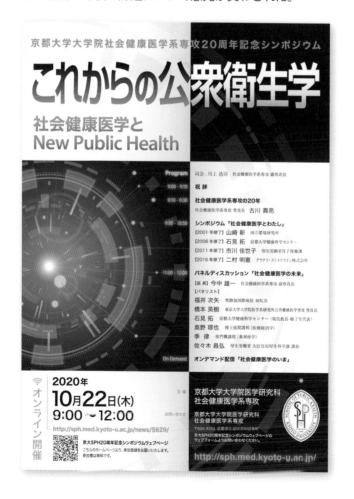

川上浩司（副専攻長/薬剤疫学教授）の司会のもと、初めに、文部科学省高等教育局医学教育課課長の丸山浩氏、京都大学の湊長博総長より祝辞をいただいた。

　次に、「社会健康医学系専攻の20年」というテーマで、専攻長の古川壽亮がプレゼンテーションを行い、2000年に日本初の社会健康医学系専攻（SPH）の専門職大学院として開設された京都大学SPHの20年間の歩みと最近の学生像、研究業績などを詳しく紹介した（詳細は本書 Chapter I 参照）。

修了者4人が語るシンポジウム
「社会健康医学とわたし」

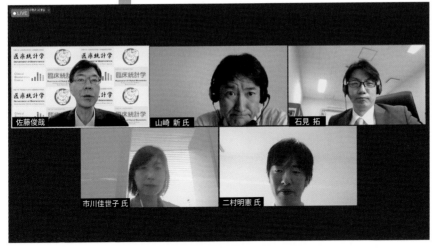

修了者ならではの視点から、社会健康医学を学んだ意義が語られた。

続いて行われたシンポジウムでは「社会健康医学とわたし」というテーマのもと、研究所、大学、行政、企業という異なる立場で活躍している4人の修了者が、京都大学SPHで学んだことが現在の仕事にどのように役立っているかを発表した。

　司会は佐藤俊哉（副専攻長/医療統計学教授）が務めた。

「総合力の社会健康医学」

山崎 新 氏　国立環境研究所／2001年修了、理論疫学（現・医療疫学）

私が入学した2000年当時も、京都大学SPHではメディカル系以外のバックグラウンドをもつ人が大勢学んでいました。私自身もその一人です。

　大学時代から環境問題に関心をもちながらも金融機関に就職した私でしたが、出向先のシンクタンクで出会った大学教授に、京都大学の大学院に社会健康医学系専攻が来年開設されるという話を聞いて、環境問題に取り組む道を拓くため退路を絶って入学しました。

　京都大学SPHでの日々はとにかくすべてが新鮮で、どの講義もとても面白かったです。再就職先をみつけなければならないという不安はありましたが、京都大学SPH在学中もシンクタンクで関わった電磁波と白血病の全国調査の手伝いを続けていたことから、国立環境研究所で非常勤の職を得ることができました。その後、博士課程に社会人として再入学して学位を取得。同研究所で常勤の研究職に就くことになり、現在はエコチル調査のコアセンター長を務めています。

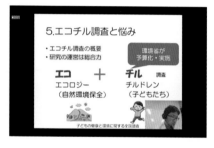

　エコチル調査は、環境省が実施する、子どもの健康に影響を与える環境要因を解明する国家プロジェクトです。全国で10万組の親子を13歳まで追跡する出生コホート研究であり、全国15のユニットセンターと共同で実施しています。長期間にわたるエコチル調査の研究計画は完成されていないため、具体的な研究計画やマニュアルはその都度整備しなければなりません。私たちコアセンターは、中央事務局として全体のスケジュールをみながら、各々の研究計画の原案から最終案までをさまざまなレベルで議論し詰めていく作業を担っています。

　エコチル調査の運営に必要なものは「総合力」です。疫学、統計、環境、倫理、コミュニケーション、ガバナンス、政策、ゲノム、質問票の作成方法、生体飼料の測定方法など、京都大学SPHで学んだことがすべて活かされていると思っています。そして、コアセンター長として組織を運営する立場の今痛感しているのは、優秀な人材を確保することの重要性。社会健康医学の「総合力」を身につけた人たちを広く求めているところです。

「京都大学SPHで得たもの──社会を変える取り組みの実践」

石見 拓 京都大学健康科学センター／2006年修了、予防医療学MCR

私が心肺蘇生に関心をもつようになったのは、群馬大学で循環器内科の医師として働いていた頃。心肺蘇生の普及活動も循環器専門医の大事な仕事だ、という岩手医科大学の平盛勝彦教授の講演を聞いて感銘を受けたのがきっかけでした。

その後、大阪でスタートした「ウツタイン大阪プロジェクト」の話を耳にし、大阪大学の大学院に入ってこのプロジェクトに参加することにしました。このプロジェクトは、救急隊が蘇生に関わった院外心停止患者の蘇生記録の収集・解析を通して、救命率の向上を目指すというものでしたが、貴重な

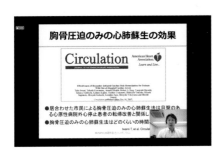

データはあるものの、その有効性を十分に発信できていないと感じていました。なぜなら、統計解析や医学研究の基礎的な知識が不足していたからです。ちょうど大阪大学の大学院を卒業するタイミングで京都大学SPH内に臨床研究者養成コース（MCRコース）が立ち上がると聞いて、その一期生として入学することにしました。

MCRで体系的に疫学や臨床研究の基礎を学んだり、プロトコルの検討、発表を繰り返したり、という経験を積むことができたおかげで、胸骨圧迫だけの心肺蘇生の有効性を示す論文を自分でも納得のいく形にまとめることができました。この論文が世界の心肺蘇生の流れを変える1つのきっかけになったと思っています。同時に、胸骨圧迫とAEDによるシンプルな心肺蘇生を一般市民に教えようというトレーニングの体系も変更することになりました。それから10年。現在は学校教育などを通して、胸骨圧迫とAEDを使える人を一人でも増やす取り組みを続けています。

京都大学SPHで得られたことはたくさんありますが、専門家集団の存在を知ることができたこと、また、彼らとコミュニケーションをとるための共通言語や共通知識を得られたことは大きかったと思います。さらに、エビデンスが社会を動かすという実感をもつことができました。そして、同様のことを考えている同志たちとのネットワークを築けたことも、私にとっては大きな収穫だったと思います。

「社会健康医学で学んだことを国の行政に生かす」

市川佳世子 氏　厚生労働省母子保健課／2011年修了、健康情報学MCR

私は自治医科大学を卒業後、児童相談所で児童精神科臨床を行いました。児童精神科で学んだことや児童相談所での経験を通して、児童虐待のシステムについて疑問を抱くようになり、もっと公衆衛生を広く学んでみたいと京都大学SPHに入学することにしました。

1年間休職してMCRで学んだ後、保健所や精神福祉センターなどで働きながら、京都大学で博士課程を修了。その後の留学を経て、2016年に厚生労働省に入省しました。理由は、日本の行政の現場をみてみたかったからです。

厚生労働省では異動が激しく、入省から5年弱ですでに5つ目の課である母子保健課に在籍しています。それぞれの課で従事した仕事の内容もバラバラなので、精神科だけの知識だったら対応が難しかっただろうと思うこともたくさんあります。京都大学SPHでは多岐にわたって社会健康医学を学ぶことができたので、どの課での仕事にも何らかの役に立ってきました。特に役立っていると思うのは、研究デザインや研究計画が自分で立てられること。そして、人とのつながりです。私の周りを見渡すと、一緒に仕事

をしている同僚や取材を通して知り合った記者の中にもSPHで学んだ人がいます。おかげで、ベースの知識が同じだからか話がしやすいと感じることも多々あります。

私が行政の仕事をするようになって気づいたことは、行政サイドからみる研究者の姿はまた違うということです。行政サイドにとってありがたいと思う研究者は、いろんな知識を網羅しながら具体的なアイデアを提供してくれる人や、急な依頼にも臨機応変に応えていただける人。的確な提言をしていただけると助かります。

「課題を"見つける"から"解決する"まで」

二村明憲 氏　グラクソ・スミスクライン株式会社／2016年修了、医療統計学

6年制の薬学部を卒業後、2014年4月に京都大学SPHの専門職学位課程の医療統計学分野に進学しました。2年間の課程を経て2016年3月にMPH（公衆衛生学修士）を取得し、現在の所属先である製薬会社で医薬品開発の統計を担当しています。業務内容は主に治験における統計解析で、治験実施計画書の作成やレビューを行っています。

　私が京都大学SPHで学んだことを大きく分けると、「疫学研究、臨床研究のフレームワーク」、「さまざまな種類の公衆衛生上の課題に対する気づき」、「グループワークや課題研究を通した実践」の3点だと思います。これらの学びを現在私が従事している業務に落とし込んでみると、まず、この治験はなぜ実施する必要があるのかを把握します。続いて、この治験で何を決定したいのか、何を課題に設定するのかを客観的に検討し、その上で研究目的に沿った効果指標を考え、最後にその効果指標を推定するために必要なデータの収集方法や解析方法を検討する、という流れになります。

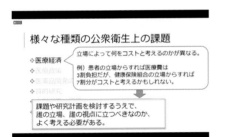

　製薬会社の医薬品開発という場でも、京都大学SPHで学んだことはとても有用だと感じています。まだ治療法が見つかっていない疾患をもつ患者さんがどのようなことに困っているのかというニーズを"見つけ"、それを正確に理解すること。そして、医薬品という解決策がその課題を解決できることをどのように証明していくかを考えた上で、必要な治験を適切に実施し、患者さんの困っていることを"解決する"こと。"見つける"から"解決する"までに必要な知識や方法などを体系的に学べるのがSPHだと思います。これから先、社会健康医学を学んだ方が同僚の中に増えてくれば、より効率的な議論や医薬品の開発ができるのではないかと期待しているところです。

日本の公衆衛生を考える
パネルディスカッション
「社会健康医学の未来」

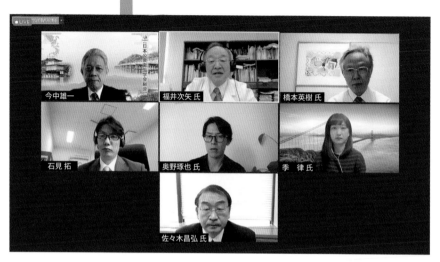

これからの社会健康医学のあり方について、多様な視点から語られた。

最後に、現役の学生らを含む7人によるパネルディスカッションが行われた。テーマは「社会健康医学の未来」。さまざまな領域で活躍する人材を育成する機関である公衆衛生専門職大学院の成果、課題、これからについて活発な意見が交わされた。

【座長】

今中雄一　　京都大学SPH 副専攻長 / 医療経済学 教授

【パネリスト】

福井次矢 氏　　聖路加国際病院 病院長

橋本英樹 氏　　東京大学大学院医学系研究科公共健康医学専攻 専攻長

石見 拓　　京都大学健康科学センター、京都大学SPH 修了生代表

奥野琢也 氏　　京都大学SPH 博士後期課程 / 医療経済学

季　律 氏　　京都大学SPH 専門職課程 / 薬剤疫学

佐々木昌弘 氏　厚生労働省大臣官房厚生科学課 課長

コロナ禍でこそ求められる、国内SPHの連携

この日のパネルディスカッションの座長は、第79回日本公衆衛生学会総会2020の学会長でもある京都大学SPH副専攻長の今中雄一が務めた。

まずは、20年前に京都大学SPHの立ち上げに尽力した聖路加国際病院病院長(当時、京都大学教授)の福井次矢氏により開設までの経緯が語られた。1980年代前半、留学した米国の病院の臨床現場で、医師や看護師の間で公衆衛生に関する用語が飛び交っていて衝撃を受けたという福井氏。「ところが、当時の日本にはまだ公衆衛生系の専門職大学院が存在しなかった。そこで後年、京都大学においても公衆衛生系専門職大学院の必要性を訴えた」と当時の経緯を語った。福井氏は2017年に、国内5つ目の公衆衛生系の専門職大学院を聖路加国際大学に立ち上げており、「コロナ禍の今こそ、一人でも多くの方に公衆衛生系専門職大学院の重要性を認識していただけるように願っている」と話した。

続いて話したのは、東京大学大学院医学系研究科公共健康医学専攻の専攻長である橋本英樹氏。まず、2007年に東京大学に公共健康医学専攻が設立される際に京都大学SPHの存在が大きな道しるべになったことへ、感謝の意を表した。さらに、「パブリックヘルスを学んで社会を変化させていこうという人々と、われわれ教員はこの先どのように展開していくのか。今、それが改めて問われている。京都大学SPHを中心に、国内のSPHが連携してこの困難を乗り越えていける新しい波をつくっていければと願っている」と、期待を寄せた。

京都大学SPHの修了者であり、現在は京都大学健康科学センター兼予防医学教授の石見も「今日のシンポジウムが社会健康医学の世界をみんなで一緒に広げていく機会になれば」と、連携を呼びかけた。

未来の設計図を描ける人材を育成するために

次に、厚生労働省大臣官房厚生科学課課長の佐々木昌弘氏が「社会健康医学の未来」をテーマにプレゼンテーションを行った。新型コロナウイルス感染症の感染拡大によって、世界中の人々が感染症による社会や経済に対するダメージの大きさを経験している実情に触れた佐々木氏。「この先、私たちは新たな社会を築いていかなければならない。その未来の設計図を描けるのは、社会健康医学という学問のバックグラウンドをもつ人たちだと思っている。そのための人材育成を進めていくことこそが、わが国の未来であり、人

類の未来につながっていくと確信している」と語った。

　国内初のSPHとして京都大学SPHが開設されてから20年。実際に学んでいる学生はどのように感じているのか。パネルディスカッションに参加した博士後期課程医療経済学分野の奥野琢也氏と専門職課程薬剤疫学分野の季律氏が、それぞれ京都大学SPHについての感想を述べた。医師を7年間務めた後、京都大学SPHに入学した奥野氏が感じている長所は、「臨床医時代には触れることのなかった公衆衛生や疫学・統計学をはじめ、授業が非常に多岐にわたっているので面白いこと」と、「さまざまなバックグラウンドをもつ人たちとつながれること」と語った。中国からの留学生でもある季氏も「京都大学SPHの最大の長所はダイバーシティ」と話し、「さまざまなバックグラウンドの人と接する機会がもてたことで、いろんな意見に気づき視野を広げることができた」と述べた。

　今後の希望として奥野氏が挙げたのは、コロナ禍で増えたオンライン講座の継続だ。「コロナ収束後もハイブリッドで引き続き提供してもらえると、全国各地の公衆衛生学に興味のある人が負担なく参加できるのでは」と話した。一方、季氏が求めたのは留学生へのさらなる配慮。「英語による授業数の増加や就職活動支援のさらなるサポートの充実などが進めば、留学生も安心して学んだり就職活動に臨めたりできるようになるのでは」と話した。

グローバル化の課題

続いて、京都大学SPHだけでなく、国内のSPHが共通して抱えている課題について話し合われた。まず、福井氏が「今後は、日本の医学部自体が世界の認証システムのなかでやっていかざるを得なくなるのではないか」と話し、2017年に立ち上げた聖路加国際大学のSPHではすべての授業を英語で行っていること、米国の公衆衛生協会の認可を取得するべく単位構造を考えたことなどが紹介された。

　英語による授業の必要性については、季氏と奥野氏からも「使用言語もスライドもすべて日本語という講義が多いことで苦労している留学生は少なくない」「親しくしている留学生からも日本語の授業が多いことを嘆く声をよく耳にするので、何かしらの対策を講じていただければ」という意見が挙がった。さらに「東京大学SPHでも同様の状況だが、英語による講義の導入は将来的な課題だと思う」と意見を述べた。

学生たちの進路の拡充

さらに、学生たちの進路については、橋本氏はコロナ禍において医師や看護師だけでなく、保健師やデータマネジメントができる能力をもつ人たちが活躍していることに触れ、「ノンメディカル系の人たちの卒業後の進路について京都大学SPHではどのように位置づけているか」と質問。それに応じて今中が「現在、京都大学SPHで学ぶ人たちの半数近くがノンメディカル系。医療職と医療職でない人にはそれぞれに強みがあり、その相互作用が京都大学SPHの教育においても研究においても、非常によい成果を生んでいる」と話した。

厚生労働省の佐々木氏は「コロナ禍の今、政策を決定する場にもパブリックコミュニケーションをとる際にも、公衆衛生学的な知識をもっている職員やマスコミ人を増やしていくことが重要だと痛感している」と発言。「リカレント教育に注目が集まる今、教育する側には、医学的バックグラウンドをもたない人でも公衆衛生学を学べるように努力をする必要があるのではないか」と、教師陣に呼びかけた。「京都大学SPHの立ち上げ時に、大学設置審議会で詳しく聞かれたことのなかに、学生たちの将来的な進路があった」と、20年前を振り返った福井氏。「現在、5つ以上の公衆衛生系専門職大学院があるので、それぞれで、どういうバックグラウンドをもつ人たちが入学し、卒業後はどのような場所で活躍されているのかというデータをお互いに紹介し合って展開できればよいのでは」と意見を述べた。

さらに、自身も修了者でもある石見が「メディカルとノンメディカルが混じり合う京都大学SPHで学んだことによって得ることは非常に多かった。ノンメディカルな学生にとっても、京都大学SPHのプログラムは勉強になるし、刺激も受けられる内容になっているはず。『社会健康医学』は、社会と健康に対する疑問があれば誰もが学ぶ資格はあるはず」と述べた。メディカル、ノンメディカルにかかわらず、キャリアパスのさらなる展開は、社会健康医学について学ぶ人を増やす上で重要な課題だ、と話し合われた。

SPHで学んだ知識や経験を活かせる社会に

次に今中が、東京大学と聖路加国際大学の現在の状況について質問。それに対して橋本氏は、「ノンメディカル系の学生向けに医療用語を解説する『臨床概論』という講座を1コマ設けていて、実はメディカル系の学生にも評判がいい。私も、いろんなバックグラウンドをもつ人がぶつかり合うことで、自分たちが当たり前だと思っていたことは実は当たり前じゃないことに気づくことができるというのがSPH最大の魅力だと思っている」と、東京大学の状況を語った。教員も学生も30％以上が海外の人たちだという聖路加国際大学の状況を紹介した福井氏は、「ノンメディカル系の学生たちのポストを確保するのは難しい問題ではあるが、より多くの人たちにこの分野で学んでもらうためには、その点をクリアにしていかないとダメだという危機感がある」と話した。

さらに、今中が佐々木氏に厚生労働行政からみたSPHの修了者の意義を質問。佐々木氏は、医師免許をもっている95％以上が臨床医になる、という2018（平成30）年の調査結果をもとに話し始めた。「臨床医になると、どうしても目の前の患者さんの治療にベストを尽くすことになる。その結果、社会が必要としている公衆衛生学の活動に従事する人材が不足することになりかねない。そう考えると、今後は医師免許の有無にかかわらず、社会健康医学の修士や博士を取得した方たちの活躍の場というのが必ず出てくるはず。もう1つは、医学的バックグラウンドがない方でもMPHをもっていれば、企業やコミュニティでその知識を役立てることができるということを広く周知し、実際に育った修了者たちがそれぞれの職場や地域で活躍している姿をみせていくことが大事だと考えている。少子高齢化が進むわが国において、社会をより良い未来に近づけていくためにはどうすればよいか。その設計図を描く段階で、社会健康医学の知識をもった人たちが積極的に関わり、組み立てていただけるように期待している」と締めくくった。

パブリックヘルスの将来に向けて思うこと

最後に今中が、参加者それぞれにパブリックヘルスの将来に向けての思いを聞いた。「京都大学SPHで学んだ知識を、日本だけでなく自らの出身国である中国でどのように活かしていくかという課題を自分のなかでもち続けながら、これからも勉強していきたい」（季氏）、「コロナを契機に公衆衛生の概念が世の中に広がった。SPHや博士といった選択肢がもっと多くの人に展開

していけたら」(奥野氏)、「われわれの取り組みの価値を社会に理解してもらうことが、卒業後のポジションを得るためにも必要。そのためにも社会に向けた発信を意識していきたい」(石見)、「最近withコロナという言葉をよく耳にするが、SPHのこれからのキーワードはwithコミュニティ。われわれプロフェッショナルが、コミュニティのなかへ、どうお手伝いをする形で入っていけるか。これが、これから先のSPHの役割だと思う」(橋本氏)、「新型コロナウイルス感染症に対する社会全体の捉え方に問題を感じる。この先、公衆衛生学や疫学、統計学の基本がもっともっと日本の社会で受け入れられるようになることを望んでいる」(福井氏)、「学問的バックグラウンドをもつ人たちが信用・信頼される社会をつくっていくこと。そういう人たちがノブレスオブリージュの精神でその責任を果たしていくこと。これこそがわが国の未来であり、社会健康医学の未来であると固く信じている」(佐々木氏)など、それぞれの意見や期待を述べた。

　最後に今中が、「今日の皆さんの思いが実現されるよう、これからも協働して頑張っていきましょう」とまとめ、パネルディスカッションは盛況のうちに終了した。

「公衆衛生の実践と研究の発展に向けて」

第79回日本公衆衛生学会総会、
20周年記念シンポジウムを終えて思うこと

今中雄一　第79回日本公衆衛生学会総会 学会長
京都大学大学院医学研究科社会健康医学系専攻 副専攻長／医療経済学 教授

初のオンラインによる学会開催を終えて

2020年、コロナ禍での開催となった「第79回日本公衆衛生学会総会」
を終えるにあたりまして、関係者、参加者の皆様のご支援ご協力に感謝
申し上げます。おかげさまで無事に開催することができました。初めて
のオンライン開催ということもあり、準備段階ではいろいろと難題があ
りましたが、結果的には円滑に進み、ほっとしています。「健康・医療・
介護の未来づくり―社会的協働」というメインテーマや、特別講演、教
育講演などもコロナ禍前に決まっていたのですが、コロナ時代にも一層
重視されるものであり、そのまま進めることができました。

オンライン開催については、決定当時は前例もなく、オンライン会議も
十分に普及しておらず、危ぶむ声も多々ありました。しかし、日本公衆

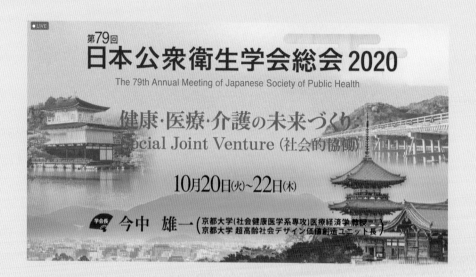

衛生学会でクラスターが発生するようなことがあってはならないことは明確ですし、技術的に実行可能と見込まれましたので、理事会と調整して完全オンラインでの開催をいち早く決定しました。当時、まだ行政で遠隔会議が十分に進んでいない時期でしたので、一部の申込みは抑制されましたが、結果的には、例年以上に全国から大勢の方々に参加していただくことができました。また、アーカイブやオンデマンド配信などを通じて、より多くの研究発表やディスカッションをじっくりと見ていただくことができたことは、よかったようです。

　今回の実例を踏まえてこれからの学術総会のあり方を考えると、コロナ後に従来のような形で開催ができるようになったとしても、オンラインを何らかの形で活用する学会が増えると思われます。

融合していく臨床医療と公衆衛生

今回に限ったことではありませんが、学術大会の内容もたいへん充実していたと思います。京都大学大学院医学研究科社会健康医学系専攻（京都大学SPH）が設立されて20年となりますが、この20年の間に、公衆衛生、パブリックヘルスの研究や実践は大きく展開し、進歩してきています。

公衆衛生学では、人々の健康や疾病予防、健康に関する社会システムを研究対象としており、最近では、当学会総会の研究発表でも、医療や介護を対象としたものがずいぶんと増えてきています。こういうなか、臨床医療と、集団や社会をみる公衆衛生の活動は、今後ますます相互の往来や両立、融合が進み、2つの領域の境目はなくなっていくだろうと考えています。人により立場により力の配分はさまざまでしょうが、より多くの人たちが臨床医療と公衆衛生の両方を実践していくようになるのではないかと思っています。実際に京都大学SPHでも、臨床医療と公衆衛生の両方の活動を行っていきたいという思いを抱いて入ってくる人が年々増えています。そういう社会の流れ、意識の変化や人の動きを受け入れて、望ましい方向への発展の動力源としていく仕組みが重要なのだろうと考えます。

公衆衛生の発展に向けて

2000年に日本初の公衆衛生大学院として京都大学SPHが開設され、今では、公衆衛生系の専門職大学院は国内に5校となりました。専門職大学院に加え公衆衛生学修士（MPH）を取得できる大学院も、2000年以前のゼロから今では20校ほどに増え、多くの人が大学院で公衆衛生を専門的に学ぶようになりました。もちろん、全国で公衆衛生の研究と教育を行ってきている伝統と実績があり、この広がりを実現する基盤となっているわけです。その流れのなかでは、初発の京都大学SPHでの研究成果、教育内容、人々が集まり優秀な人材の輩出やその活躍があり、それらが発信されて、MPHの普及がさらに加速したのではないかと思います。

今回の「京都大学大学院社会健康医学系専攻20周年記念シンポジウム」は、京都大学SPHの活動や実績を再確認するとともに、1つの刺激となって、わが国の公衆衛生のさらなる発展につながる一機会となるのではないでしょうか。

　これから先も、公衆衛生の現場や政策、臨床現場、アカデミアを含め、健康や医療に関わる人や組織がさまざまな形で協働し連携を図りながら、公衆衛生が発展し、その基盤が強化されていくことを期待します。

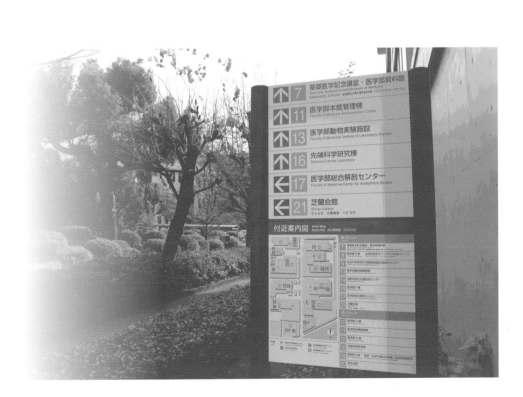

Appendix：アルバム

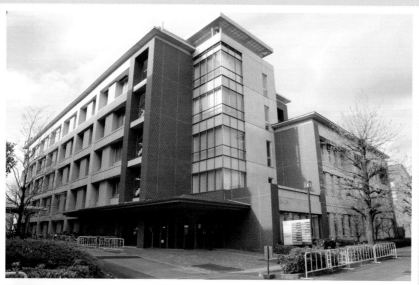

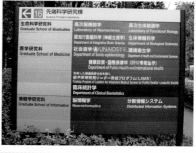

京都大学医学部 G 棟（医学・生命科学総合研究棟）

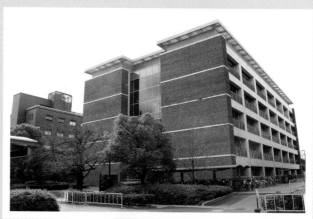

京都大学医学部 先端科学研究棟

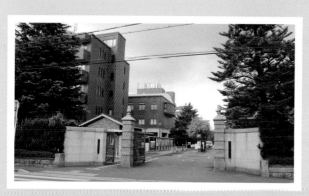

京都大学大学院医学研究科・医学部 正門

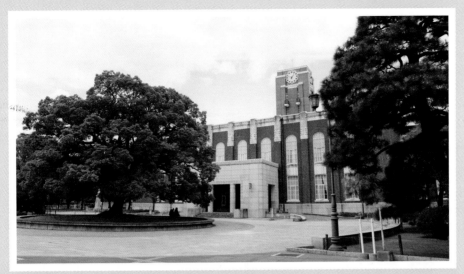

京都大学のシンボル、本部キャンパスの時計台と楠の大木

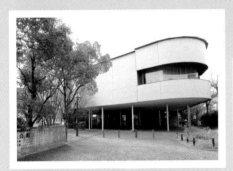

京都大学医学部創立百周年記念施設 芝蘭会館

本庶 佑 京都大学高等研究院
特別教授のノーベル生理学・
医学賞 受賞記念モニュメント

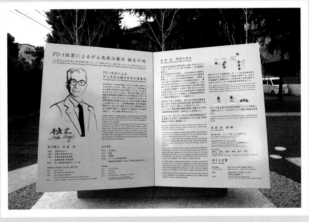

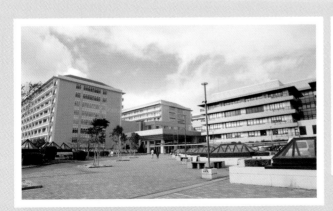

京都大学医学部附属病院

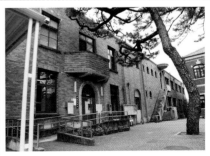

京都大学本部キャンパス内 保健診療所

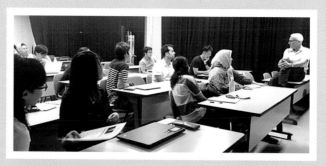

ロンドン大学衛生熱帯医学大学院のイアン・ロバーツ教授による白熱講義

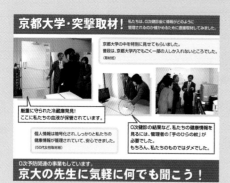

滋賀県長浜市での長浜スタディ「健康づくり０次クラブ」の取材（2008年）

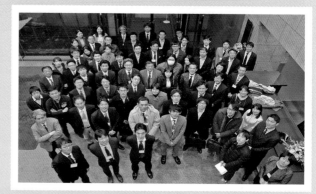

MCRコース開講10周年記念シンポジウムにて（2014年）

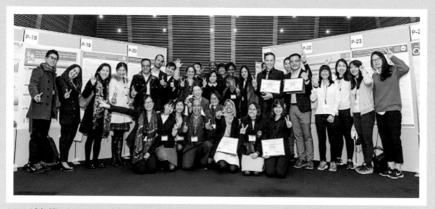

SPHが主催したRPHR（Rising Public Health Researchers）国際会議（2015〜2018年 芝蘭会館）

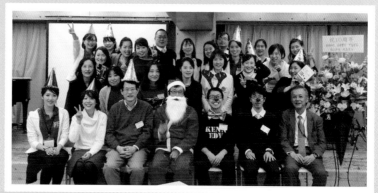

遺伝カウンセラーコース10周年記念（2015年12月）

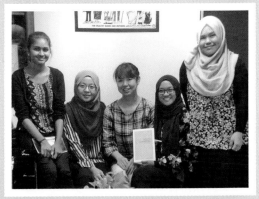

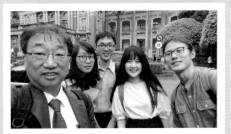

国立台湾大学（NTU）からのダブルディ
グリー1期生と同大前で（2019年5月）

Super Global Course でマラヤ大学（マレーシア）へ（2015年）

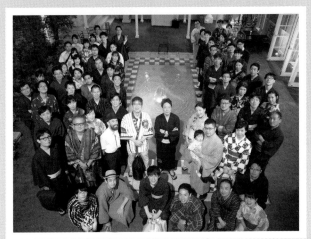

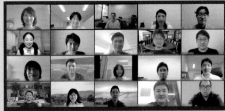

予防医療学分野ウェブカンファレンスの様子（2020年）

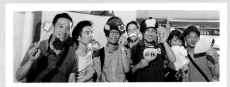

薬剤疫学教室納涼会（2019年）

医療経済学教室院生有志のある日

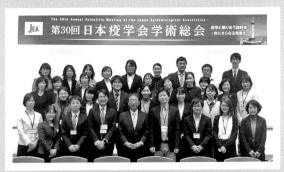

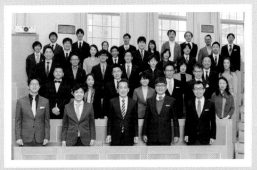

第30回日本疫学会学術総会にて健康情報学分野スタッフと
（2020年2月）

医療疫学教室集合写真（2020年）

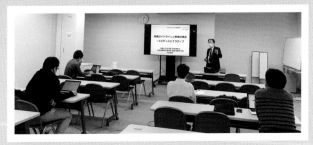

コロナ禍で実施したハイ
ブリッド講義（EBM・
診療ガイドライン特論、
2020年11月）

あとがき

　2020年夏から半年余り、この記念書籍の編集に携わってきました。それは本専攻の20年と共に、自分自身の20年を振り返る機会でした。

　本専攻の発足は2000年4月、私はそれに少し遅れて同年9月に東京から京都にやってきました。その時、私は39歳で、福井次矢先生が教授をされていた医療システム情報学の助教授となりました。今の立派な芝蘭会館が建つ前、そこにあった大正時代の旧G棟の半地下にあった一室で、私の本専攻での仕事と生活は始まりました。20年の年月、その時々で苦しいこともありましたが、それらがすべてつながって、今ここに至っていることは、本専攻も私自身も同じとあらためて感じています。

　発足当初は社会的な認知も限られていた公衆衛生大学院 School of Public Health（SPH）ですが、この20年で専門職大学院を含め多くの大学院でユニークなプログラムが発展しました。近年では、神奈川県や静岡県のように、SPHによる人材育成に意義を見出す自治体も現れ、その動きが少しずつ広がっていく可能性も感じます。2020年のCOVID-19の時代から始まった、この次の10年、20年、またどのような歴史が刻まれていくことでしょうか。

　本書籍の刊行に際してご支援を賜りました皆さまに、この場をお借りして衷心より感謝を申し上げます。また、編集全般を通して、本専攻5期生（医療疫学分野出身）の赤土正明氏（株式会社インターメディカ）のご尽力のあったことを申し添えます。

　様々な理由で本書を手にして下さった方々にとって、本専攻の20年の歩みが、何かの手がかりとなることを願い、あとがきとさせていただきます。

2021年2月吉日

中山健夫 健康情報学分野教授／前専攻長

私は、京都大学病院から社会健康医学系専攻へ異動した唯一の教授（現在も）として、2004年3月に着任しました。本文（医療倫理学・遺伝医療学項）中にも記載しましたが、2004年12月には、こともあろうか、10人の教授の中で最も新米であるにも関わらず、専攻長・議長を拝命することになりました。当時専攻長の任期は定められておらず、結局5年半にわたって務めることになりました。それまでは公衆衛生とはあまり縁のない研究・診療業務でしたので、まさに、勉強せよという命令であったと感じました。しかし、従来のものだけでない新しい「社会健康医学」を開拓する責務も同時に感じました。

　そのような背景の中、京都大学の自由な雰囲気と、分野間の垣根の低さ、各分野のトップレベルの教授陣と、豊かな意欲と様々な潜在能力を持って入学してくる多くの院生とに恵まれ、この社会健康医学系専攻はこの20年間で確実に発展を遂げてきたと思います。その一翼を担うことができたのは、大変恵まれたことだと思いました。

　20世紀終わりごろには、医学部における社会医学系の教室は統廃合される傾向もありました。ですので、2000年に社会健康医学系専攻が設置されたときは、その意義が十分に認識されていないことが感じられました。しかし、関係者の絶え間ない努力により、この20年間に全国的にも公衆衛生領域の重要性が再認識され、より幅広い人材養成も始まっています。これからこのような領域に関わることを考えておられる方に、本書が少しでも参考になれば幸いです。

2021年2月吉日

小杉眞司 医療倫理学・遺伝医療学分野教授

パブリックヘルスの今日・明日

2021年3月20日　初版第1刷発行

［編集］　　　京都大学 大学院医学研究科 社会健康医学系専攻
［発行人］　　赤土正幸
［発行所］　　株式会社インターメディカ
　　　　　　　〒102-0072 東京都千代田区飯田橋2-14-2
　　　　　　　TEL. 03-3234-9559　FAX. 03-3239-3066
　　　　　　　URL.http://www.intermedica.co.jp
［AD・デザイン］　岡野祐三
［DTP・印刷］　広研印刷株式会社

ISBN978-4-89996-437-7

定価はカバーに表示してあります。